器官·疾病比较图谱

心脏比较图谱

主　编　王廷华　郜发宝　张云辉　杨思进

科学出版社

北　京

内 容 简 介

本书系"器官·疾病比较图谱"中的一个分册，重点展示哺乳类动物从大鼠到恒河猴再到人心脏的解剖学、组织学及影像学的信息。全书围绕心脏，构建了从正常解剖与组织结构特征到超声、CT 和 MRI 的心脏全息知识。本书内容强调以临床为导向，兼顾基础，同时注重大鼠、恒河猴到人的横向比较。

本书以图为主，配以适量文字，形象、直观，可供临床医生、医学或动物学科研和教学人员参考。

图书在版编目（CIP）数据

心脏比较图谱/王廷华等主编.—北京：科学出版社，2018
（器官·比较图谱）
ISBN 978-7-03-059388-7

Ⅰ.①心… Ⅱ.①王… Ⅲ.①心脏—人体解剖学—图谱 Ⅳ.① R322.1-64

中国版本图书馆CIP数据核字（2018）第250542号

责任编辑：沈红芬/责任校对：张小霞
责任印制：赵 博/封面设计：黄华斌

科学出版社 出版
北京东黄城根北街16号
邮政编码：100717
http://www.sciencep.com

北京画中画印刷有限公司 印刷
科学出版社发行 各地新华书店经销
*
2018年10月第 一 版 开本：787×1092 1/16
2018年10月第一次印刷 印张：9
字数：200 000
定价：88.00元
（如有印装质量问题，我社负责调换）

"器官·疾病比较图谱"编审委员会

《心脏比较图谱》编写人员

主　编　王廷华　郈发宝　张云辉　杨思进

副主编　王　磊　王　钰　郭　涛　王杰栋　何秀英　陈榆舒

编　者　（按姓氏汉语拼音排序）

曹华龙[1]	陈　娟[2]	陈　磊[3]	陈榆舒[4]	代碧芬[5]	但齐琴[4]
邓　赟[6]	丁旭萌[6]	段霞光[7]	郈发宝[4]	郭　涛[8]	郭青林[6]
郝春光[7]	何　博[4]	何秀英[4]	李利华[1]	廖承德[9]	林绍陈[5]
刘　飞[4]	刘　佳[1]	刘小新[10]	刘杨琼[6]	吕龙宝[11]	钱忠义[1]
全映波[5]	荣　荣[12]	沈　勤[1]	沈金娥[5]	孙　俊[1]	檀雅欣[1]
唐　咏[6]	田　冉[5]	王　磊[4]	王　钰[6]	王斌孝[6]	王杰栋[13]
王廷华[1,4]	王哲涛[4]	夏庆杰[4]	邢如新[14]	熊柳林[4]	薛　莹[5]
薛璐璐[1]	杨　飓[5]	杨福佳[1]	杨思进[15]	张　盼[6]	张　钰[4]
张云辉[16]	赵凤琪[6]	赵青枫[5]	朱　静[4]	朱　桐[4]	朱高红[6]
邹智荣[1]					

编者单位

1	昆明医科大学	9	云南省肿瘤医院
2	上海市浦东新区人民医院	10	宁夏医科大学
3	成都心血管病医院	11	中国科学院昆明动物研究所
4	四川大学华西医院	12	安徽省立医院
5	云南省精神病医院	13	遵义医学院
6	昆明医科大学第一附属医院	14	浙江大学医学院第四附属医院
7	内蒙古医科大学第三附属医院	15	西南医科大学附属中医医院
8	云南省阜外心血管病医院	16	云南省第一人民医院

前　言

　　医学进步和学科细分，一方面推进了精准诊疗进程和技术创新，但也带来了碎片化问题。同时还造成了学科间内容重复、缺乏联系及基础与临床脱节等问题。而以器官、疾病为中心的模式可以弥补传统教育的不足，为培养创新思维和提高实践能力提供新思路。

　　本书围绕心脏，从解剖学、组织学、影像学等角度，全面阐述正常心脏的结构及图像特征。同时提供大鼠、恒河猴和人心脏的比较资料，以利于了解不同物种间的异同。通过展示不同物种器官间的异同加强对心脏的系统性认识，以利于构建从啮齿类到灵长类围绕心脏的图像知识体系。全书以图为主，并在此基础上补充定量数据和精练的文字描述；围绕心脏，构建了从正常解剖与组织结构特征到超声、CT 和 MRI 的心脏全息知识，为临床心脏疾病诊疗打下基础。在本书中，心脏外科医生不仅能获得超声、CT 和 MRI 知识，而且能看到心脏的组织形态特征与解剖结构，有利于构建基于临床、深入基础的知识体系。同时本书还提供大鼠和恒河猴的心脏资料，为相关心脏研究人员提供参考。本书可供医学类院校学生、组织学教师、解剖学教师、病理学教师及从事心血管疾病诊疗的临床医师和研究人员参考。

编　者

2018 年 8 月

目　　录

第一章　心脏解剖学

心脏为中空肌性器官，在人体，约本人拳头大小，呈圆锥形，前后略扁，基底部朝右后上方，尖端朝左前下方，位于胸腔纵隔内，两侧紧靠左右肺，背侧为气管、支气管和食管，背侧面靠膈肌。腹侧有胸心包韧带和胸骨相连，腹前方和胸腺相接。

心脏外包裹的一层薄而透明的纤维性浆膜囊为心包，内含少量的心包液，作用是封闭并保护心脏。心包分内、外两层，外层是纤维心包，内层是浆膜心包。

心脏由房、室间隔分为左半心和右半心，每半心再分为心房和心室，左、右半心互不相通，且同侧心房和心室借房室口相通，心房与静脉相连，心室发出动脉。房间隔由原发隔和继发隔发育而来，位于左、右心房之间，由心内膜、结缔组织和少量心肌构成，斜向左前方。房间隔前缘对向升主动脉，后缘与房间沟相对应。房间隔较薄，特别是卵圆窝处，因此房间隔缺损常发生于此处。室间隔比房间隔厚，分为膜部和肌部，位于左、右心室之间，向左前方倾斜，近心尖处渐变薄，室间隔侧面略呈三角形，前后缘分别与前后室间沟相对应，右后上方与房间隔相续。由于室间隔凸向右心室，使得在与心脏长轴垂直的横断面上右心室腔呈新月形，左心室腔呈圆形。主动脉起自左心室，可根据其走行部位和形态分为升主动脉、主动脉弓和降主动脉三部分，升主动脉于右第四胸椎处穿出心包，向右前上方斜行，至右侧第二胸肋关节平面移行为主动脉弓，经气管的腹侧，向背后方到气管的左侧，达到第二胸椎处，随即向后形成为降主动脉。主动脉弓由右向左有以下分支：头臂干（又称无名动脉）、左颈总动脉和左锁骨下动脉。

心壁由心内膜、心肌层、心外膜构成，分别与血管的内、中、外膜相对应。心肌层是心脏结构的主体，包括心房肌和心室肌，两者被纤维支架分开，故心房和心室收缩不同步，心室肌比心房肌肥厚，左心房肌比右心房肌略厚，左心室肌厚度约为右心室肌的 3 倍。心肌主要由心肌纤维构成，心肌纤维呈螺旋状排列，大致可分为内纵、中环和外斜三层。心肌纤维多集合成束，肌束间有较多的结缔组织和丰富的毛细血管。心房向心腔内突出的肌束呈网格状，较细小，称为界嵴或梳状肌。心室向心腔内突出的肌束比较粗大，称为肉柱、乳头肌或腱索。右心房有上、下腔静脉口和冠状静脉窦口，左心房有四条肺静脉入口。心房与心室肌的结构有一定的差异。一般光镜下心房肌比心室肌染色稍淡。心房和心室的肌纤维内部都有丰富的肌原纤维，具有收缩功能。相邻心房肌纤维侧面的细胞膜彼此之间有连接，构成桥粒和缝管连接；另外，心房肌纤维较细，横小管较少，这些特点可能与其具有较快的传导速率和较高的内在节律有关。

心脏由左、右冠状动脉供血。左冠状动脉起于主动脉的左冠状动脉窦，在肺动脉干和左心耳之间走行，至心左缘附近分为前室间支（也称前降支）和旋支，左冠状动脉主干的分叉处常发出对角支。前降支分布于左心室前壁、右心室前壁的一部分、室间隔前上 2/3 部，以及心传导系左、右束支的前部。旋支自左冠状动脉干发出，主要分布于左心房、左心室侧壁和后壁。对角支主要分布至左心室的前外侧面。右冠状动脉起于主动脉右窦，分布于右心房、右心室前壁大部分、右心室侧壁和后壁的全部、左心室后壁的一部分、室间隔后下 1/3、左束支的后半及房室结和窦房结。心脏静脉血主要经三条途径回流入右心房。冠状窦是后冠状沟内的大血管，接收心脏的大多数静脉，终于右心房。心前静脉起于右心室前壁，向上越过冠状沟直接汇入右心房。心脏最小静脉为位于心壁内的小静脉，直接开口于心房或心室腔。

心脏是脊椎动物身体中最重要的一个器官，主要功能是为血液流动提供动力，把血液运送至身体各个部分。通过推动血液流动，向器官、组织提供充足的血流量，以供应氧和各种营养物质，并带走代谢的终产物（如二氧化碳、无机盐、尿素和尿酸等），使细胞维持正常的代谢和功能。哺乳类和鸟类有二心房与二心室；爬虫类也有二心房与二心室，但二心室之间未完全分隔；两栖类有二心房与一心室；鱼类则只有一心房与一心室。

比较大鼠、恒河猴、人的心脏发现，成年人平均体重约为 60kg，其中心脏重约250g，长约 12cm，最宽处为 9cm。成年恒河猴平均体重约为 6kg，其中心脏重约 36g，长约 4.5cm，最宽处为 4cm。大鼠平均体重约为 275g，其中心脏重约 1.68g，长约 1.6cm，最宽处为 1.1cm。鼠、猴、人心脏的重量之比大约是 1 ∶ 30 ∶ 300。

第一节　大鼠心脏解剖

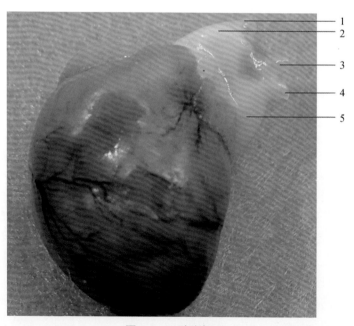

图 1-1　心脏腹侧面

1. 头臂干 brachiocephalic trunk
2. 主动脉弓 aortic arch
3. 左颈总动脉 left common carotid artery
4. 左锁骨下动脉 left subclavian artery
5. 降主动脉 descending aorta

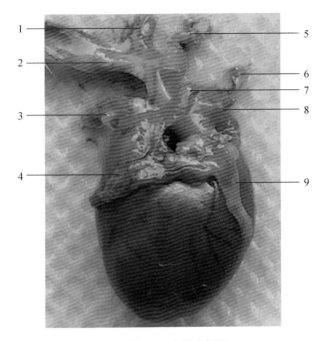

图 1-2　心脏背侧面

1. 左颈外动脉 left external carotid artery
2. 主动脉 aorta
3. 右肺动脉 right pulmonary artery
4. 肺静脉 pulmonary vein
5. 左颈内动脉 left internal carotid artery
6. 上腔静脉 superior vena cava
7. 左锁骨下动脉 left subclavian artery
8. 左肺动脉 left pulmonary artery
9. 下腔静脉 inferior vena cava

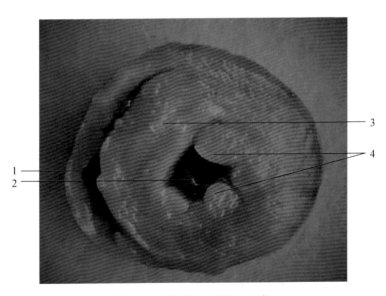

图 1-3　心底前面（切开左心房）

1. 右心室 right ventricle
2. 左心室 left ventricle
3. 室间隔 interventricular septum
4. 乳头肌 papillary muscle

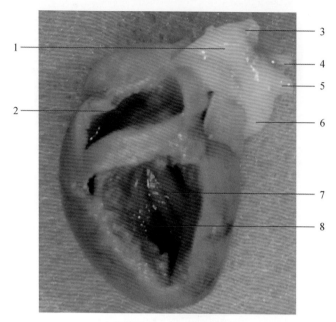

图 1-4　左心室内结构

1. 主动脉弓 aortic arch
2. 左心房 left atrium
3. 头臂干 brachiocephalic trunk
4. 左颈总动脉 left common carotid artery
5. 左锁骨下动脉 left subclavian artery
6. 胸主动脉 thoracic aorta
7. 乳头肌 papillary muscle
8. 左心室 left ventricle

第二节　　恒河猴心脏解剖

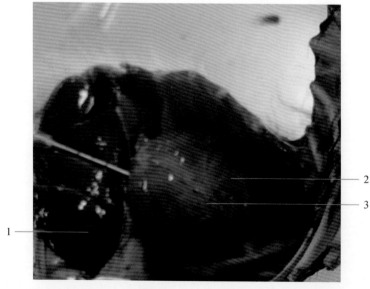

图 1-5　心脏灌注前

1. 肝 liver
2. 心脏 cardiac
3. 前室间支及心大静脉 the anterior interventricular branch and great cardiac vein

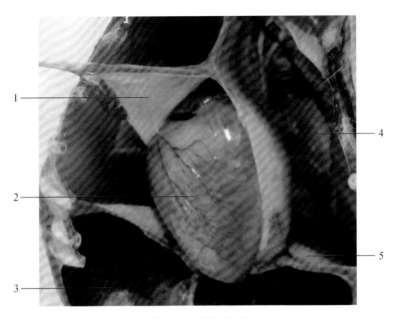

图 1-6 心脏灌注后

1. 心包 pericardium　　4. 肺 lung
2. 心脏 cardiac　　　　5. 膈肌 diaphragm
3. 肝 liver

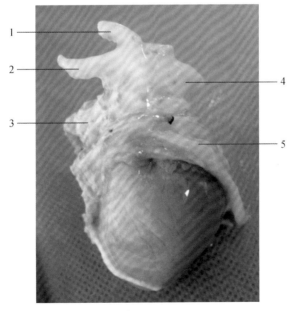

图 1-7 前面观

1. 左颈总动脉 left common carotid artery　　4. 降主动脉 descending aorta
2. 头臂干 brachiocephalic trunk　　　　　　5. 心包 pericardium
3. 肺动脉 pulmonary artery

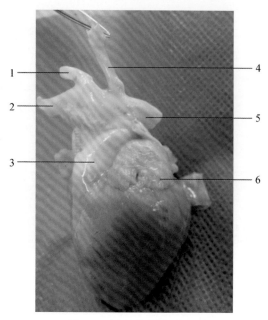

图 1-8   侧面观（左心耳）

1. 左颈总动脉 left common carotid artery
2. 头臂干 brachiocephalic trunk
3. 肺动脉 pulmonary artery
4. 左锁骨下动脉 left subclavian artery
5. 降主动脉 descending aorta
6. 左心耳 left auricle

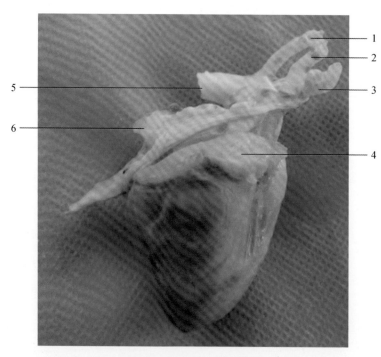

图 1-9   侧面观（右心耳）

1. 左锁骨下动脉 left subclavian artery
2. 左颈总动脉 left common carotid artery
3. 头臂干 brachiocephalic trunk
4. 右心耳 right auricle
5. 降主动脉 descending aorta
6. 肺静脉 pulmonary vein

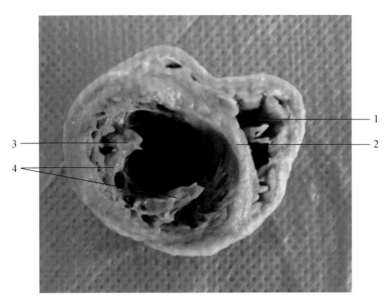

图 1-10 心底切开面

1. 右心室 right ventricle   3. 左心室 left ventricle
2. 室间隔 interventricular septum   4. 乳头肌 papillary muscle

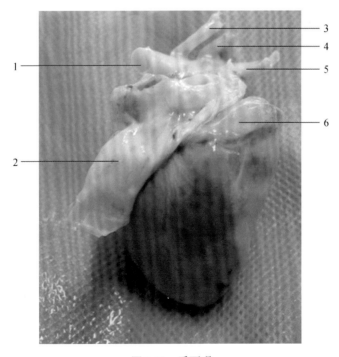

图 1-11 后面观

1. 降主动脉 descending aorta   4. 左颈总动脉 left common carotid artery
2. 肺静脉 pulmonary vein   5. 头臂干 brachiocephalic trunk
3. 左锁骨下动脉 left subclavian artery   6. 右心耳 right auricle

第三节　人心脏解剖

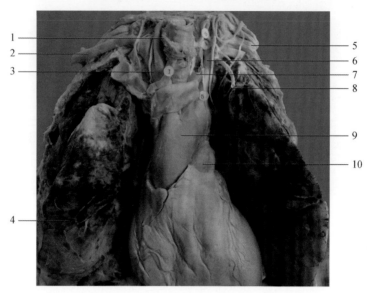

图 1-12　心脏在胸腔中的相对位置

1. 右颈总动脉 right common carotid artery
2. 右锁骨下动脉 right subclavian artery
3. 头臂干 brachiocephalic trunk
4. 右肺 right lung
5. 臂丛 brachial plexus
6. 左锁骨下动脉 left subclavian artery
7. 左颈总动脉 left common carotid artery
8. 胸廓内动脉 internal thoracic artery
9. 主动脉弓 aortic arch
10. 肺动脉干 pulmonary trunk

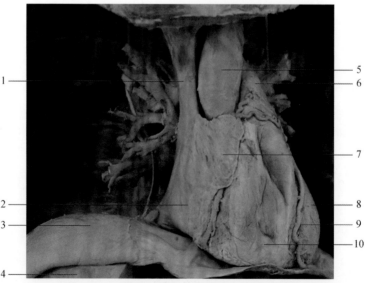

图 1-13　心脏及动脉血管在胸腔中的相对位置

1. 上腔静脉 superior vena cava
2. 右心房 right atrium
3. 膈 diaphragm
4. 肝 liver
5. 升主动脉 ascending aorta
6. 肺动脉干 pulmonary trunk
7. 右心耳 right auricle
8. 左心室 left ventricle
9. 前室间支 anterior interventricular branch
10. 右心室 right ventricle

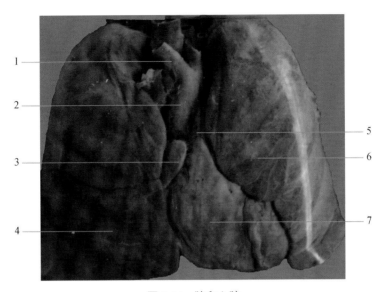

图 1-14 肺和心脏

1. 头臂干 brachiocephalic trunk 5. 肺动脉干 pulmonary trunk
2. 升主动脉 ascending aorta 6. 左肺 left lung
3. 右心耳 right auricle 7. 心脏 cardiac
4. 右肺 right lung

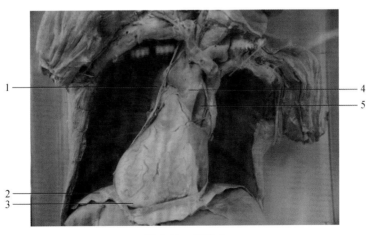

图 1-15 镜像心

1. 降主动脉 descending aorta 4. 主动脉弓 aortic arch
2. 膈 diaphragm 5. 升主动脉 ascending aorta
3. 心尖 apex cordis

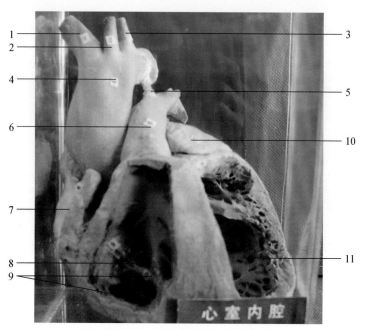

图 1-16　左心房和左心室内腔

1. 头臂干 brachiocephalic trunk
2. 左颈总动脉 left common carotid artery
3. 左锁骨下动脉 left subclavian artery
4. 主动脉弓 aortic arch
5. 动脉韧带 arterial ligament
6. 肺动脉 pulmonary artery
7. 右心耳 right auricle
8. 腱索 chordae tendineae
9. 乳头肌 papillary muscle
10. 左心耳 left auricle
11. 肉柱 trabeculae carneae

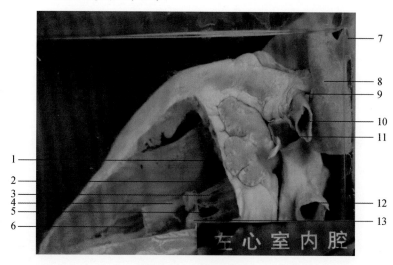

图 1-17　左心室内腔 1

1. 主动脉瓣 aortic valve
2. 二尖瓣前叶 anterior mitral valve leaflet
3. 腱索 chordae tendineae
4. 前乳头肌 anterior papillary muscle
5. 二尖瓣后叶 posterior mitral valve leaflet
6. 肉柱 trabeculae carneae
7. 左锁骨下动脉 left subclavian artery
8. 主动脉 aorta
9. 动脉韧带 arterial ligament
10. 左肺动脉 left pulmonary artery
11. 左肺上静脉 venae pulmonalis superior sinistra
12. 左肺下静脉 venae pulmonalis inferior sinistra
13. 后乳头肌 posterior papillary muscle

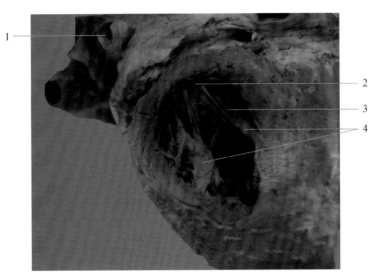

图 1-18　左心室内腔 2

1. 肺静脉 pulmonary vein　3. 腱索 chordae tendineae
2. 二尖瓣 mitral valve　4. 乳头肌 papillary muscle

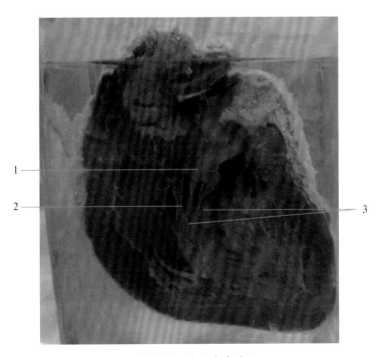

图 1-19　左心室内腔 3

1. 二尖瓣 mitral valve　3. 乳头肌 papillary muscle
2. 腱索 chordae tendineae

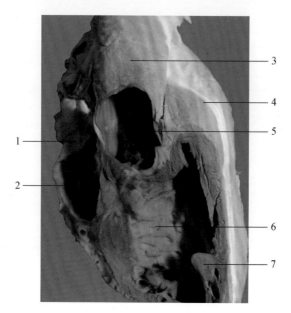

图 1-20　右心房和右心室内腔

1. 上腔静脉 superior vena cava
2. 腔静脉窦 sinuses venarum cavarum
3. 升主动脉 ascending aorta
4. 肺动脉干 main pulmonary artery
5. 主动脉瓣 aortic valve
6. 肉柱 trabeculae carneae
7. 乳头肌 papillary muscle

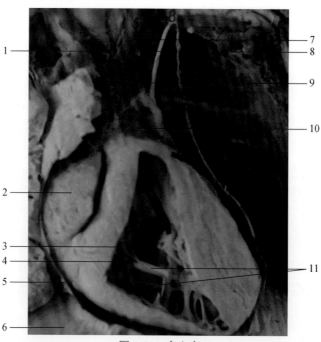

图 1-21　右心室

1. 头臂干 brachiocephalic trunk
2. 右心耳 right auricle
3. 三尖瓣 tricuspid valve
4. 腱索 chordae tendineae
5. 心包 pericudium
6. 膈 diaphragm
7. 左颈总动脉 left common carotid artery
8. 左锁骨下动脉 left subclavian artery
9. 主动脉弓 aortic arch
10. 肺动脉干 pulmonary trunk
11. 乳头肌 papillary muscle

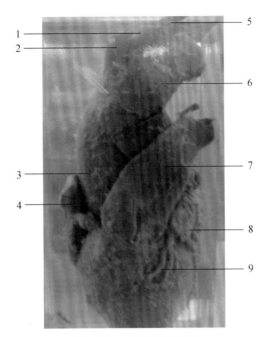

图 1-22　心脏血管分布

1. 左颈总动脉 left common carotid artery
2. 头臂干 brachiocephalic trunk
3. 升主动脉 ascending aorta
4. 右心耳 right auricle
5. 左锁骨下动脉 left subclavian artery
6. 主动脉弓 aortic arch
7. 肺动脉干 pulmonary trunk
8. 左心耳 left auricle
9. 前室间支 anterior interventricular branch

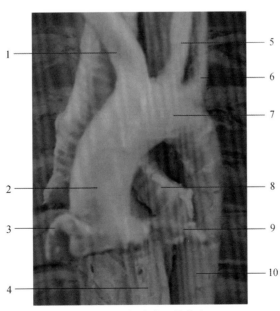

图 1-23　主动脉血管分支

1. 头臂干 brachiocephalic trunk
2. 升主动脉 ascending aorta
3. 右冠状动脉 right coronary artery
4. 食管 esophagus
5. 左颈总动脉 left common carotid artery
6. 左锁骨下动脉 left subclavian artery
7. 主动脉弓 aortic arch
8. 左主支气管 bronchus principalis sinister
9. 左冠状动脉 left coronary artery
10. 降主动脉 descending aorta

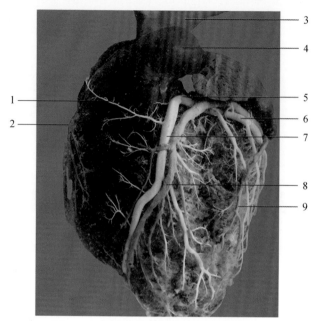

图 1-24　心脏动脉及静脉铸型（前面观）

1. 动脉圆锥支 branch of arterial conas　　6. 旋支 circumflex branch
2. 右冠状动脉 right coronary artery　　　7. 前室间支 anterior interventricular branch
3. 主动脉 aorta　　　　　　　　　　　　8. 心大静脉 great cardiac vein
4. 肺动脉干 pulmonary trunk　　　　　　 9. 左室前静脉 left ventricle anterior vein
5. 左冠状动脉 left coronary artery

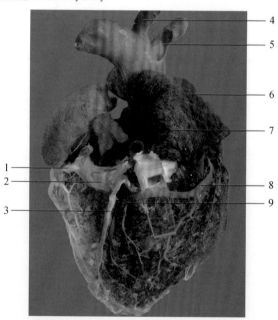

图 1-25　心脏动脉及静脉铸型（后面观）

1. 心大静脉 great cardiac vein　　　　　 6. 肺动脉干 pulmonary trunk
2. 冠状窦 coronary sinus　　　　　　　　7. 右心耳 right auricle
3. 心中静脉 middle cardiac vein　　　　　8. 右冠状动脉 right coronary artery
4. 左颈总动脉 left common carotid artery　9. 后室间支 posterior interventricular branch
5. 头臂干 brachiocephalic trunk

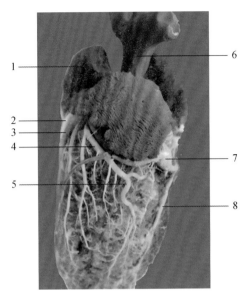

图 1-26 心脏动脉及静脉铸型（左侧观）

1. 肺动脉 pulmonary artery
2. 前室间支 anterior interventricular branch
3. 心大静脉 great cardiac vein
4. 旋支 circumflex branch
5. 左心室后支 posterior branch of left ventricle
6. 主动脉 aorta
7. 冠状窦 sinus coronarius
8. 心中静脉 middle cardiac vein

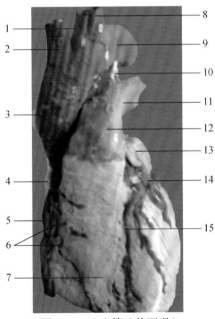

图 1-27 心血管（前面观）

1. 左颈总动脉 left common carotid artery
2. 头臂干 brachiocephalic trunk
3. 升主动脉 ascending aorta
4. 右心耳 right auricle
5. 右冠状动脉 right coronary artery
6. 右心室前支 anterior branch of right ventricle
7. 右心室 right ventricle
8. 左锁骨下动脉 left subclavian artery
9. 主动脉弓 aortic arch
10. 动脉韧带 arterial ligament
11. 左肺动脉 left pulmonary artery
12. 肺动脉干 pulmonary trunk
13. 右心耳 right auricle
14. 旋支 circumflex branch
15. 前室间支 anterior interventricular branch

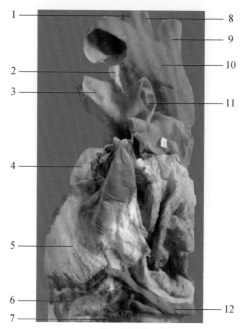

图 1-28　心血管（后面观）

1. 左锁骨下动脉 left subclavian artery
2. 动脉韧带 arterial ligament
3. 左肺动脉 left pulmonary artery
4. 左心耳 left auricle
5. 左心室 left ventricle
6. 后室间支 posterior interventricular branch
7. 左心室后支 posterior branch of left ventricle
8. 左颈总动脉 left common carotid artery
9. 头臂干 brachiocephalic trunk
10. 主动脉弓 aortic arch
11. 右肺动脉 right pulmonary artery
12. 右冠状动脉 right coronary artery

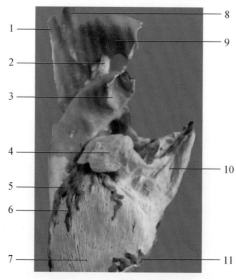

图 1-29　心血管（左侧观）

1. 左颈总动脉 left common carotid artery
2. 动脉韧带 arterial ligament
3. 肺动脉 pulmonary artery
4. 左心耳 left auricle
5. 前室间支 anterior interventricular branch
6. 对角支 diagonal branch
7. 左心室 left ventricle
8. 左锁骨下动脉 left subclavian artery
9. 主动脉弓 aortic arch
10. 左心房 left atrium
11. 左心室后支 posterior branch of left ventricle

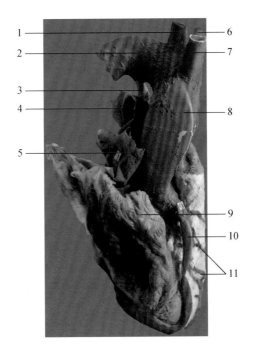

图 1-30　心血管（右侧观）

1. 左锁骨下动脉 left subclavian artery
2. 主动脉弓 aortic arch
3. 动脉韧带 arterial ligament
4. 右肺动脉 right pulmonary artery
5. 上腔静脉 superior vena cava
6. 左颈总动脉 left common carotid artery
7. 头臂干 brachiocephalic trunk
8. 升主动脉 ascending aorta
9. 右心耳 right auricle
10. 右冠状动脉 right coronary artery
11. 右心室前支 anterior branch of right ventricle

第二章　心脏组织学

　　心肌细胞根据其组织学特点、电生理特性及功能上的区别，可以粗略地分为两大类，两类心肌细胞分别实现一定的职能，互相配合，完成心脏的整体活动。一类是普通的心肌细胞，包括心房肌和心室肌，含有丰富的肌原纤维，执行收缩功能，故又称为工作细胞。工作细胞不能自动地产生节律性兴奋，即不具有自动节律性；但它具有兴奋性，可以在外来刺激作用下产生兴奋；也具有传导兴奋的能力，但是与相应的特殊传导组织比较，其传导性较低。另一类是一些特殊分化了的心肌细胞，组成心脏的特殊传导系统。其中主要包括 P 细胞和浦肯野细胞，它们除了具有兴奋性和传导性之外，还具有自动产生节律性、兴奋的能力，故称为自律细胞。它们所含肌原纤维甚小或完全缺乏，故收缩功能已基本丧失。此外，还有一种细胞位于特殊传导系统的结区，既不具有收缩功能，也没有自律性，只保留了很低的传导性，是传导系统中的非自律细胞。特殊传导系统是心脏内发生兴奋和传播兴奋的组织，起着控制心脏节律性活动的作用。

　　心肌细胞的电生理学分类：心肌细胞除了根据解剖生理特点分为工作细胞（非自律细胞）和自律细胞外，还可根据心肌细胞动作电位的电生理特征（特别是 0 除极速率），把心肌细胞所产生的动作电位分为两类，即快反应电位和慢反应电位，而把具有这两种不同电位的细胞分别称为快反应细胞和慢反应细胞。快反应细胞包括心房肌、心室肌和浦肯野细胞，其动作电位特点是：除极快、波幅大、时程长。慢反应细胞包括窦房结和房室交界区细胞，其动作电位特点是：除极慢、波幅小、时程短。

　　人、大鼠、恒河猴的心脏组织学比较：三种动物的心脏均有左右心房及心室，且心房壁包括心内膜、心肌膜和心外膜的内、中、外三层结构。然而它们在形态组织学上又略有差异，例如，心肌结缔组织及血管方面，恒河猴的结缔组织丰富而血管较少，大鼠的结缔组织较少而血管丰富。恒河猴的心肌细胞呈柱状，细胞核为圆形，动脉周围胶原纤维增多并向心肌组织延伸；而大鼠的心肌细胞近椭圆形，心肌细胞为圆形，其动脉周围胶原纤维较少。正常心肌细胞苏木精 - 伊红（HE）染色呈粉红色，胞质、胞核及组织结构清晰。人的心肌纤维，即心肌细胞，是有横纹的短柱状细胞，心房肌肌纤维细而短（心房肌长 20~30μm、宽 6~8μm，心室肌长 100μm、宽 10~15μm）。每个心肌细胞有一个椭圆形的核，位于细胞的中央，偶尔也见到两个核。细胞核较大，常可占纤维直径一半或一半以上，核仁、核膜均清楚，并有高尔基复合体和黄色的脂褐质颗粒。心肌细胞为短柱状，一般只有一个细胞核，而骨骼肌纤维是多核细胞。心肌细胞之间有闰盘结构，该处细胞膜凹凸相嵌，并特殊分化形成桥粒，彼此紧密连接，但心肌细胞之间并无原生质的连续。心肌细胞可有分支，彼此连接成网，其连接处称为闰盘。心肌的肌丝也分粗丝和细丝，二者排列规则，心肌的横小管直径可达 150nm，其表面基膜较明显。较细的心肌纤维，可以没有横小管。

第一节 大鼠心脏组织

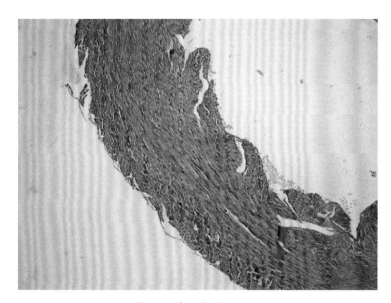

图 2-1 右心室（100×）

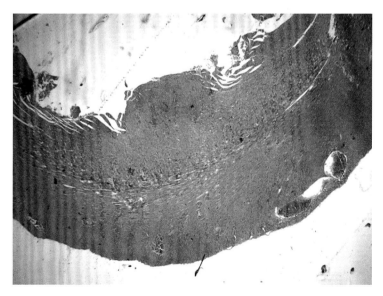

图 2-2 左心室（100×）

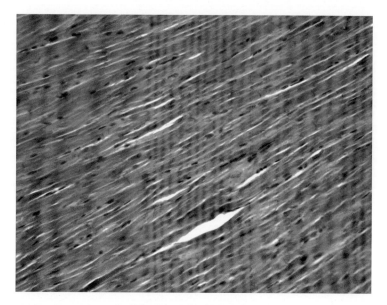

图 2-3　心肌（400×）

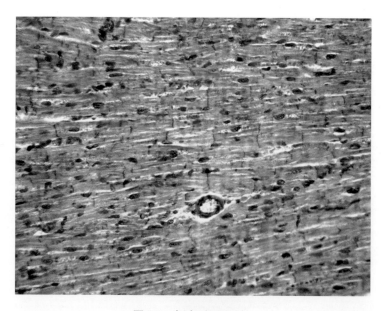

图 2-4　闰盘（400×）

第二节　恒河猴心脏组织

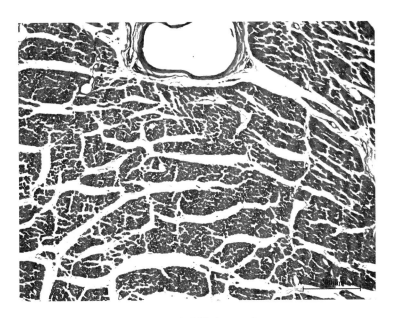

图 2-5　心内膜（100×）

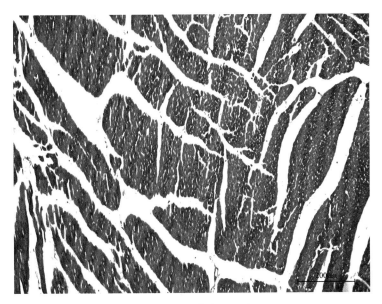

图 2-6　心肌膜（100×）

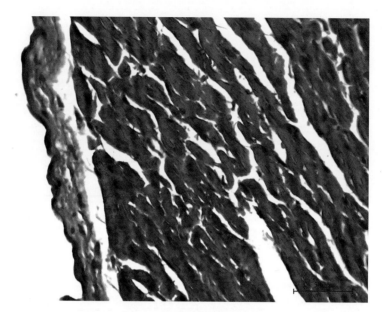

图 2-7   心房壁（400×）

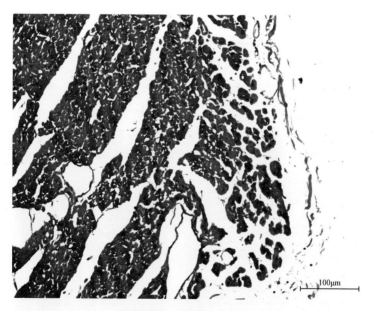

图 2-8   心室壁（400×）

第三节　人心脏组织

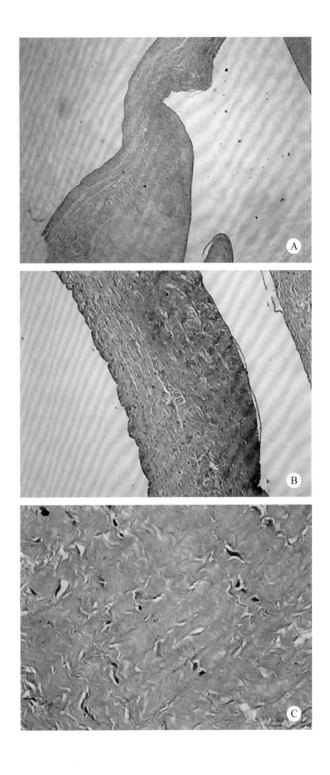

图 2-9　二尖瓣

（A ~ C. 分别为 40×、100×、400×）

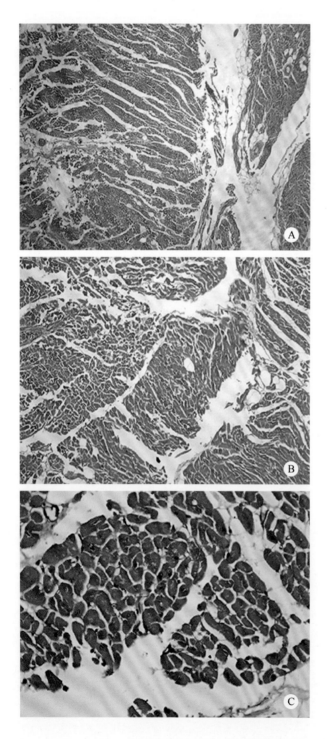

图 2-10　三尖瓣

（A～C. 分别为 40×、100×、400×）

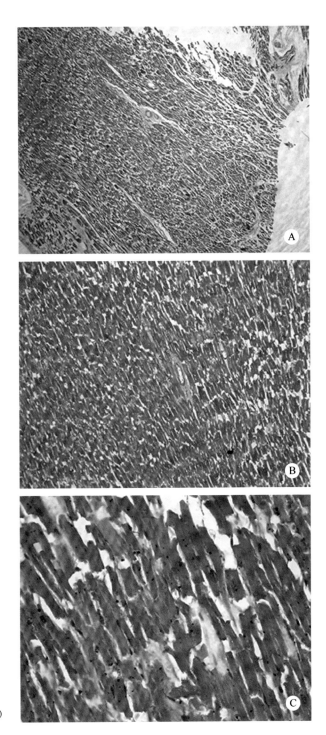

图 2-11　腱索

（A ~ C. 分别为 40×、100×、400×）

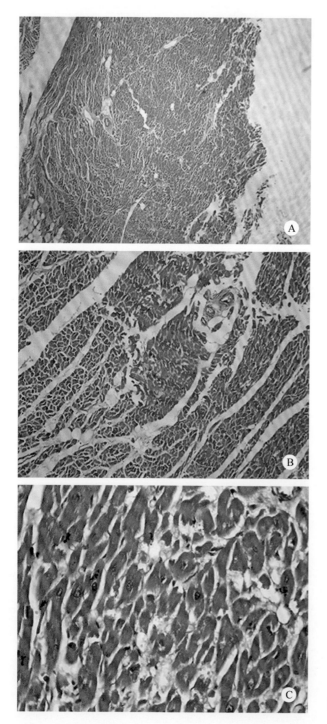

图 2-12   右心房

（A ~ C.分别为 40×、100×、400×）

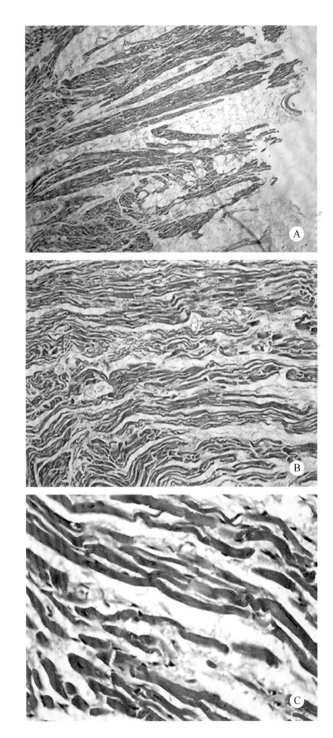

图 2-13 右心室

（A ~ C. 分别为 40×、100×、400×）

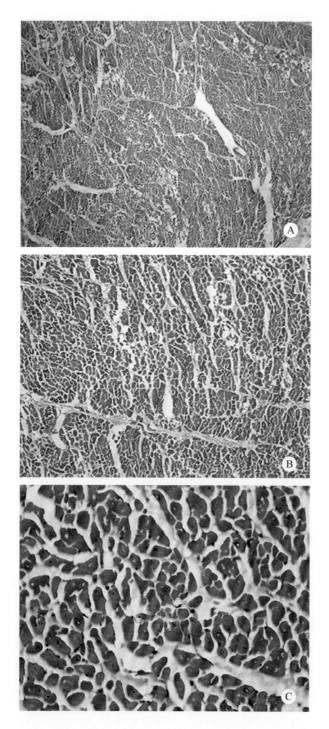

图 2-14　左心房

（A～C. 分别为 40×、100×、400×）

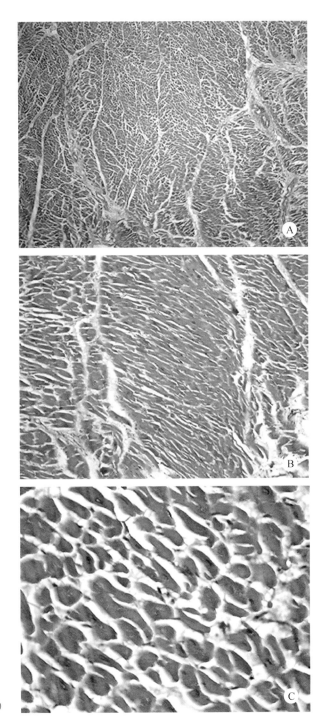

图 2-15　左心室
（A ~ C. 分别为 40×、100×、400×）

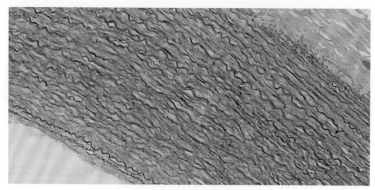

图 2-16 主动脉（400×）

第三章 心脏影像学

医学影像学是运用影像学方法进行疾病诊断、疗效评估的一门学科，已广泛应用于临床及科学研究中。通过借助不同的成像手段，如 X 线成像、超声成像、计算机断层成像（CT）、磁共振成像（MRI）、单光子发射体层成像（SPECT）与正电子发射体层成像（PET）等技术，对心脏及大血管等进行成像，从而了解心脏及大血管的结构、功能和代谢等情况。

传统的 X 线摄片仍然是心血管疾病最基本的检查方法。X 线片能够显示心脏整体、各房室、大血管的大小、形态和位置的变化及其程度，结合透视尚可观察心脏及大血管的搏动等运动功能状态。X 线片可以同时反映继发于肺部疾病的各种肺循环障碍，实现"心肺兼顾"，为胸部 X 线成像的优势所在。目前，通过进行心脏后前位、右前斜位及左侧位 X 线成像，可了解心肺比例，获得一定的心脏结构信息。但由于其无法对心内结构进行观察，获得的是心脏及大血管的重叠影像，在应用中仍需结合其他手段进行评价。

实时三维超声心动图是利用超声的特殊物理特性检查心血管结构和功能的一种无创性检查方法，现已成为诊断心血管疾病最常用的方法之一，它不但能够直观反映心脏和大血管的结构形态，实时显示其生理活动情况，动态评估心功能，并且具有无创性、可重复性、价格相对低廉和可在床旁进行等优势。目前临床常用的有三种：M 型、二维和多普勒超声心动图。M 型超声心动图具有清晰显示心血管系统局部组织细微结构、快速运动变化，准确测定分析心血管局部的活动幅度、运动速率等重要资料等优势。二维超声是在 M 型超声基础上发展起来的超声显像技术，可以显示心脏大血管断面的解剖结构、空间关系及其功能状态，是超声心动图最主要的检查方法之一。常规多普勒技术，主要分为彩色多普勒和频谱多普勒技术两大类，频谱多普勒包括脉冲多普勒和连续多普勒两种。其中，应用最多的是脉冲多普勒超声心动图，它可以在二维图像监视定位下，描记心内任何一处血流的实时多普勒频谱图。

与 X 线成像相比，CT 是真正的断面图像。通过静脉注入对比剂，改变血管、组织内密度，可进一步了解检查部位，为疾病诊断提供更多的信息。CT 血管造影（CTA）是将 CT 增强技术与薄层、大范围、快速扫描技术相结合，通过合理的后处理，清晰显示全身各部位血管细节，具有无创和操作简便的特点，对于血管变异、血管疾病及显示病变和血管关系有重要价值。随着介入放射学的发展，血管造影已经成为临床的一种重要的诊断方法，尤其在介入治疗中起着不可替代的作用，在心脏大血管疾病诊断中发挥着重要作用。

MRI 检查是近年来发展最为迅速的影像检查方式。MRI 无电离辐射，无须应用放射性核素或碘对比剂；可任意层面成像，不受体型限制；可多参数、多序列成像，能对机体组织解剖、功能、组织特征等进行"一站式"检查；且时间、空间分辨率较高。这些优点使得 MRI 检查在临床及科研中具有较大价值，有较好的应用前景。心脏 MRI 检查能获取心脏解剖形态及毗邻组织结构。通过快速采集技术，可获取一个心动周期内各时相心脏形态，并以电影形式动态展示一个心动周期内各心室腔及邻近大血管收缩、舒张情况。同时，可进一步分析获得心脏功能信息，如各心房、心室容量，心排血量，射血分数，心功能指数，主动脉或肺动脉血流量等。此外，利用特殊技术如纵向弛豫时间图、T_2 mapping、延迟强化、灌注成像等，可定量心肌组织特征，对评估心脏功能、心肌细胞状态、冠状动脉情况具有重要意义。

此外，核医学，如 SPECT、PET 等在病情评估中也具有较大价值。但其组织分辨率较低，且具有较大辐射等缺点。

因此，利用影像学方式构建不同种属心脏图谱，可进一步了解心脏解剖结构及功能状态，为广大科研及临床工作者提供清晰的图像对比。本章包含正常大鼠心脏影像学图谱、正常恒河猴心脏影像学图谱及正常人心脏影像学图谱。其中，恒河猴属非人灵长类，是重要的高等实验动物。因其与人类亲缘关系密切，在医学生物学、新药研发、药品安全性评价等研究领域占有重要位置，发挥着不可替代的作用。但一直以来，对恒河猴本身的研究相对滞后，特别是恒河猴的解剖学研究资料匮乏，研究水平仍停留在大体解剖层次。为此本章节尝试用超声、CT、MRI 对正常恒河猴胸部进行扫描，构建正常成年恒河猴心脏影像学图谱，使活体恒河猴内部结构可视化、微观化、数字化，使动物解剖学的临床应用更直观、具体。同时，通过构建正常解剖图谱，有助于提高对恒河猴胸部疾病的诊断水平，从而更好地为科研提供合格的实验动物，并为建立相关的动物模型提供影像学背景资料。

本章旨在利用影像技术，提供大鼠、恒河猴、人心脏及周围组织结构，构建不同种属对比影像解剖图谱，为临床及基础研究工作者提供相关信息。

第一节　大鼠心脏影像

一、超声

1. B 型超声

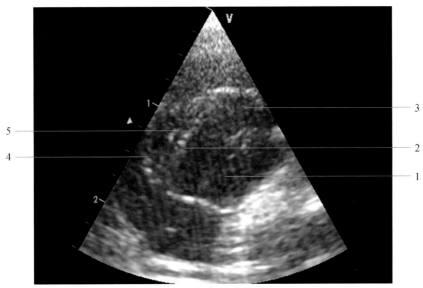

图 3-1　心尖四腔心层面

1. 左心房 left atrium
2. 室间隔 interventricular septum
3. 左心室 left ventricle
4. 右心房 right atrium
5. 右心室 right ventricle

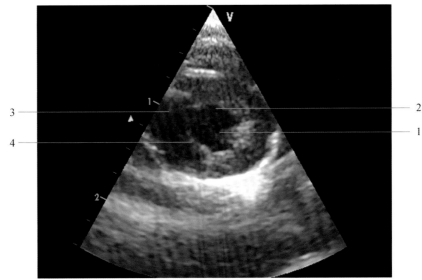

图 3-2　胸骨旁乳头肌水平心脏短轴位

1. 乳头肌 papillary muscle
2. 左心室 left ventricle
3. 右心室 right ventricle
4. 室间隔 interventricular septum

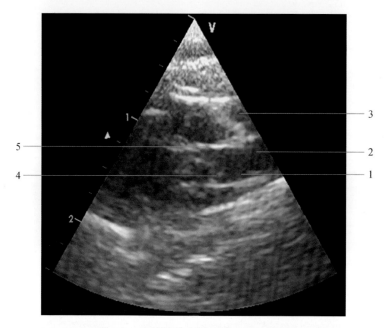

图 3-3　胸骨旁乳头肌水平心脏长轴位

1. 左心室 left ventricle　　4. 乳头肌 papillary muscle
2. 左心房 left atrium　　　　5. 室间隔 interventricular septum
3. 右心房 right atrium

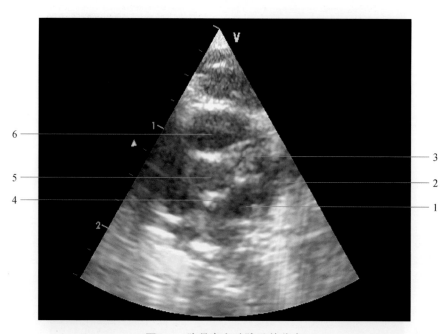

图 3-4　胸骨旁主动脉及其分支

1. 右室流出道 right ventricular outflow tract　　4. 三尖瓣 tricuspid valve
2. 肺动脉 pulmonary artery　　　　　　　　　　5. 右心房 right atrium
3. 主动脉瓣 aortic valve　　　　　　　　　　　 6. 左心房 left atrium

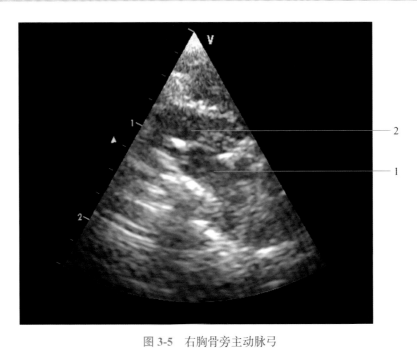

图 3-5　右胸骨旁主动脉弓

1. 主动脉弓 aortic arch　　2. 肺动脉 pulmonary artery

2. M 型超声

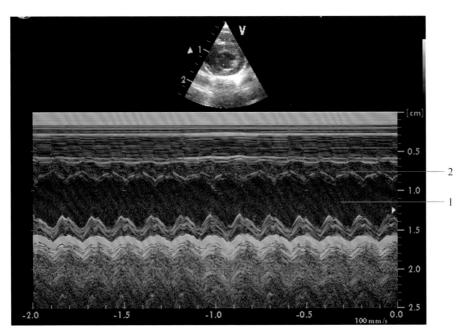

图 3-6　乳头肌水平心脏短轴位

1. 左心室波群 left ventricular wave group　　2. 左心房波群 left atrial wave group

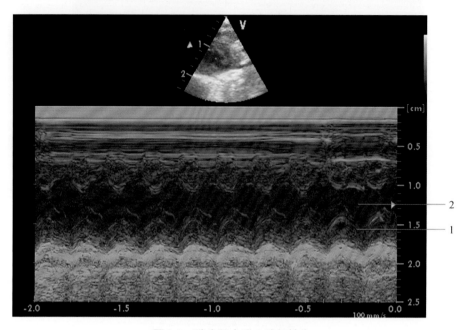

图 3-7　乳头肌水平心脏长轴位

1. 左心室波群 left ventricular wave group　　2. 主动脉波群 aortic wave group

二、MRI

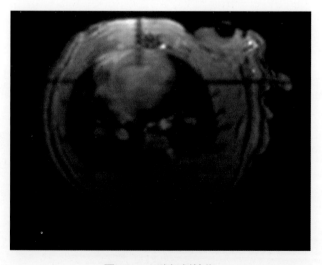

图 3-8　心脏解剖轴位

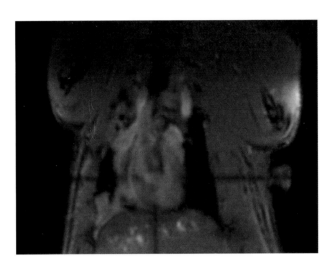

图 3-9　心脏解剖冠状位

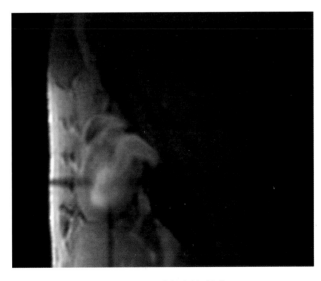

图 3-10　心脏解剖矢状位

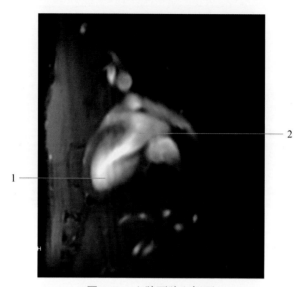

图 3-11　心脏两腔心切面

1. 左心室 left ventricle　　　2. 左心房 left atrium

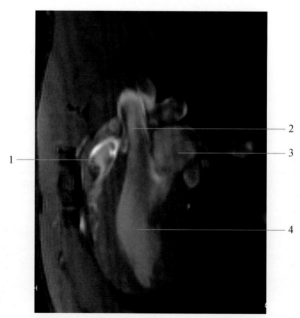

图 3-12　心脏三腔心切面（左心室流出道）

1. 右心房 right atrium　　　　　　　　　　　　　3. 左心房 left atrium
2. 左心室流出道 left ventricular outflow tract　　4. 左心室 left ventricle

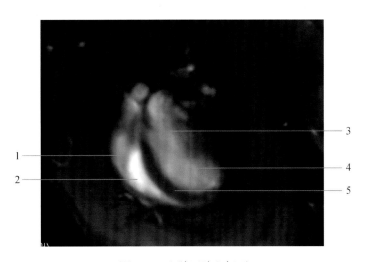

图 3-13　心脏四腔心切面

1. 右心房 right atrium　　4. 左心室 left ventricle
2. 右心室 right ventricle　5. 室间隔 interventricular septum
3. 左心房 left atrium

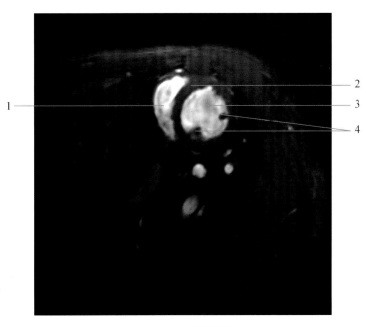

图 3-14　心脏短轴位

1. 右心室 right ventricle　　　　　3. 左心室 left ventricle
2. 室间隔 interventricular septum　4. 乳头肌 papillary muscle

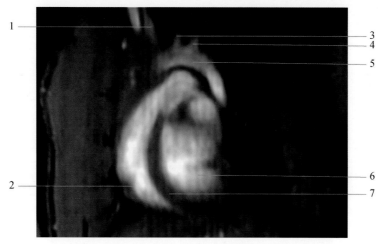

图 3-15　主动脉弓层面

1. 头臂干 brachiocephalic trunk
2. 右心室 right ventricle
3. 左颈总动脉 left common carotid artery
4. 左锁骨下动脉 left subclavian artery
5. 主动脉弓 aortic arch
6. 左心室 left ventricle
7. 空间隔 interventricular septum

第二节　恒河猴心脏影像

一、超声

1. 二维超声

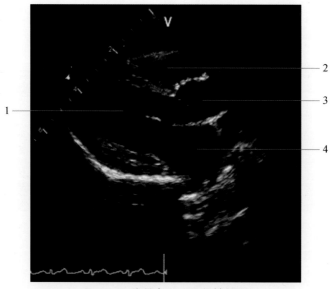

图 3-16　胸骨旁左心室长轴切面

1. 左心室 left ventricle
2. 右心室 right ventricle
3. 主动脉 aorta
4. 左心房 left atrium

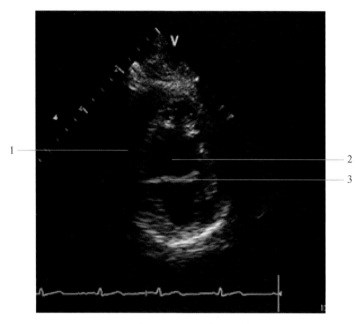

图 3-17　胸骨旁二尖瓣水平短轴切面
1. 右心室 right ventricle　　3. 二尖瓣 mitral valve
2. 左心室 left ventricle

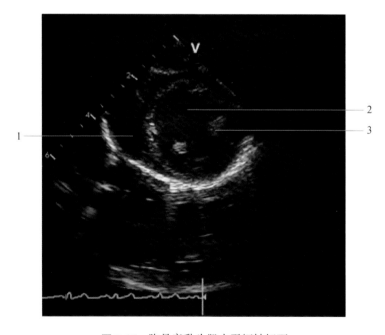

图 3-18　胸骨旁乳头肌水平短轴切面
1. 右心室 right ventricle　　3. 乳头肌 papillary muscle
2. 左心室 left ventricle

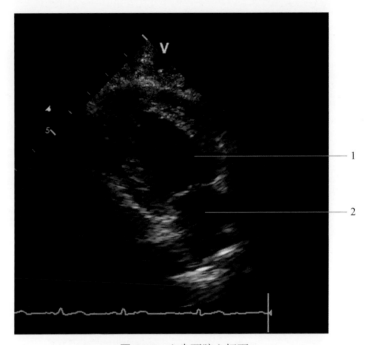

图 3-19　心尖两腔心切面

1. 左心室 left ventricle　　2. 左心房 left atrium

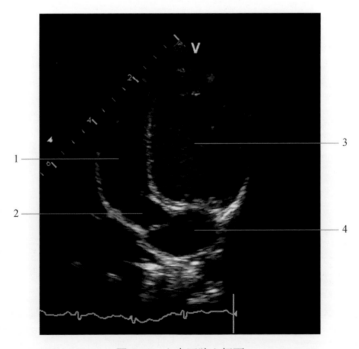

图 3-20　心尖四腔心切面

1. 右心室 right ventricle　　3. 左心室 left ventricle
2. 右心房 right atrium　　　4. 左心房 left atrium

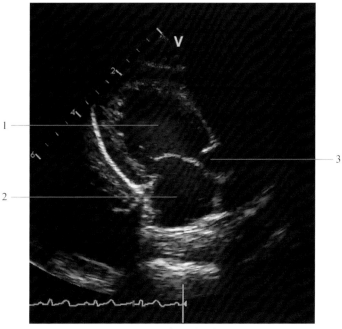

图 3-21 心尖三腔心切面

1. 左心室 left ventricle   3. 主动脉 aorta
2. 左心房 left atrium

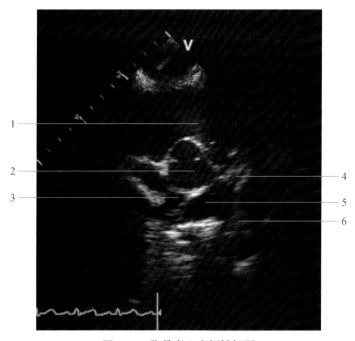

图 3-22 胸骨旁心底短轴切面

1. 右心室流出道 right ventricular outflow tract   4. 肺动脉主干 pulmonary trunk
2. 主动脉 aorta   5. 右肺动脉主干 right pulmonary artery trunk
3. 右心房 right atrium   6. 左肺动脉主干 left pulmonary artery trunk

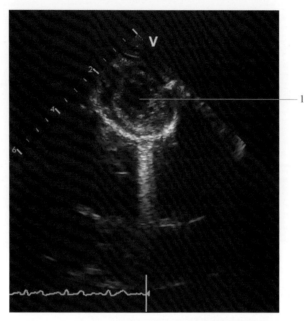

图 3-23　胸骨旁左心室短轴切面

1. 左心室 left ventricle

二、M 型超声

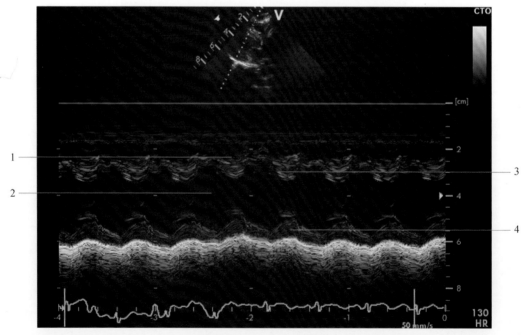

图 3-24　左心室心底波群

1. 右心室 right ventricle	3. 室间隔 interventricular septum
2. 左心室 left ventricle	4. 左心室后壁 left ventricular posterior wall

三、脉冲多普勒

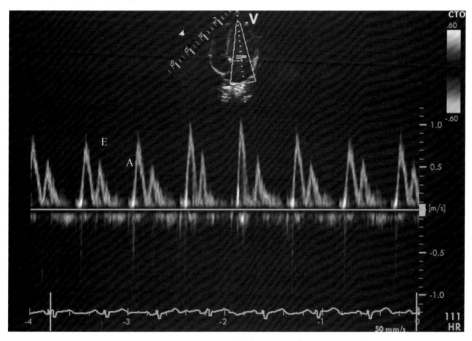

图 3-25　二尖瓣血流频谱

E.二尖瓣舒张早期血流峰值；A.二尖瓣舒张晚期血流峰值

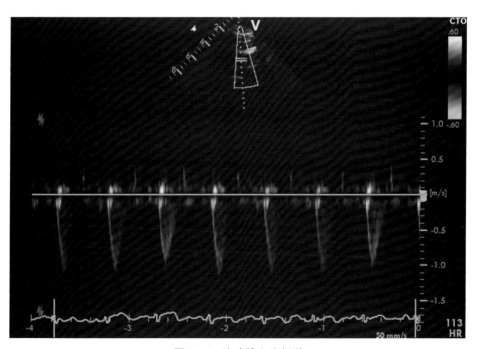

图 3-26　肺动脉血流频谱

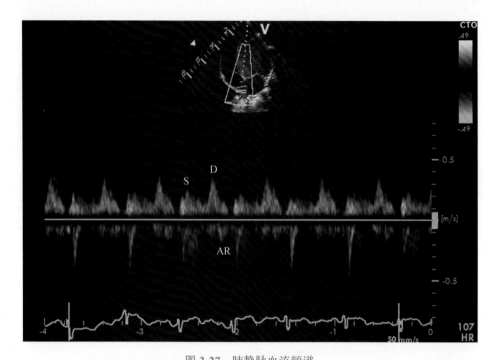

图 3-27　肺静脉血流频谱

AR. 心房收缩波；S. 收缩期血流；D. 舒张中期前向血流

四、组织多普勒

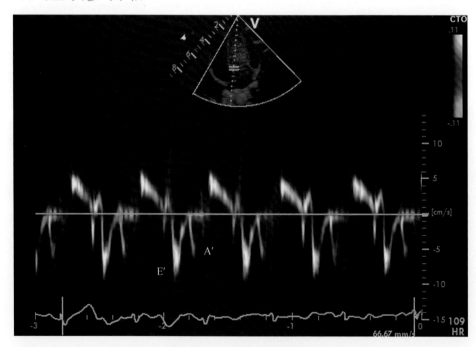

图 3-28　二尖瓣环运动频谱

E′. 二尖瓣环舒张早期运动速度；A′. 二尖瓣环舒张晚期运动速度

五、彩色 M 型超声

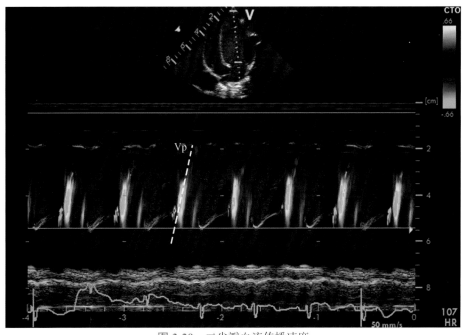

图 3-29　二尖瓣血流传播速度

M 型彩色血流传播速度即在普通的 M 型基础上加上彩色多普勒血流，用于显示心腔和血管内的血流变化。
图示为二尖瓣血流传播速度

六、CT

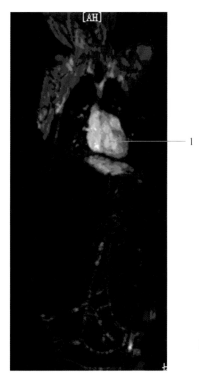

图 3-30　心脏在胸腔中的相对位置 1

1. 心脏 cardiac

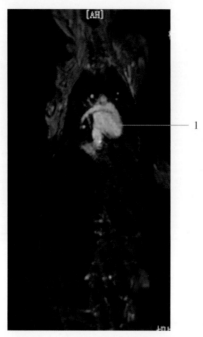

图 3-31　心脏在胸腔中的相对位置 2

1. 心脏 cardiac

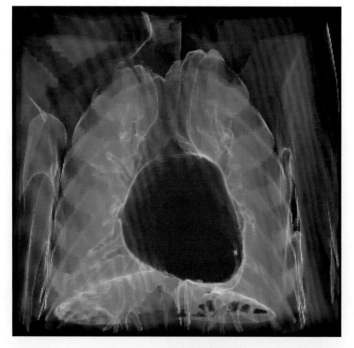

图 3-32　CT 三维重建心脏 1

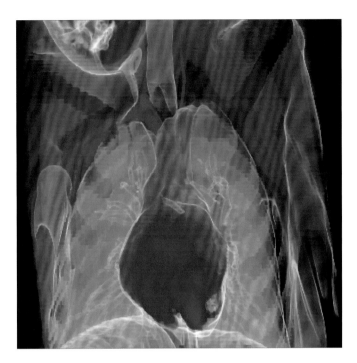

图 3-33 CT 三维重建心脏 2

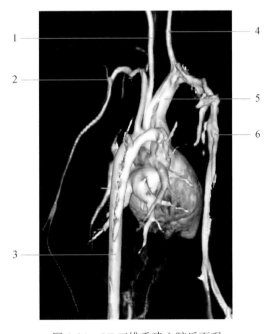

图 3-34 CT 三维重建心脏后面观

1. 左颈总动脉 left common carotid artery
2. 左锁骨下动脉 left subclavian artery
3. 降主动脉 descending aorta
4. 右颈总动脉 right common carotid artery
5. 头臂干 brachiocephalic trunk
6. 右锁骨下动脉 right subclavian artery

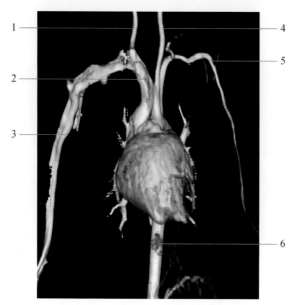

图 3-35　CT 三维重建心脏前面观

1. 右颈总动脉 right common carotid artery
2. 头臂干 brachiocephalic trunk
3. 右锁骨下动脉 right subclavian artery
4. 左颈总动脉 left common carotid artery
5. 左锁骨下动脉 left subclavian artery
6. 降主动脉 descending aorta

七、MRI

1. 心脏解剖轴位、冠状位、矢状位

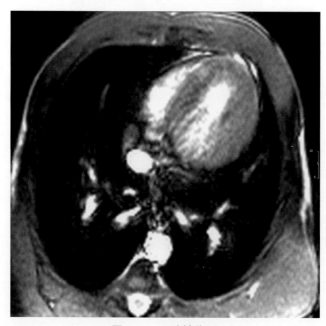

图 3-36　心脏轴位面

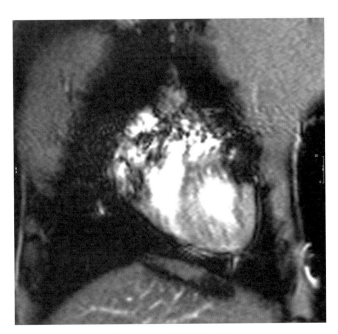

图 3-37 心脏冠状位层面

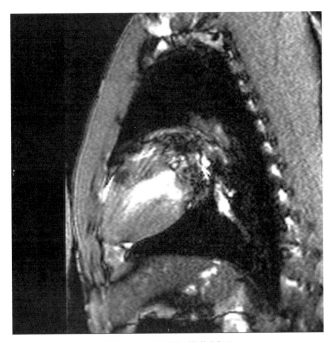

图 3-38 心脏矢状位层面

2. 心脏两腔心切面

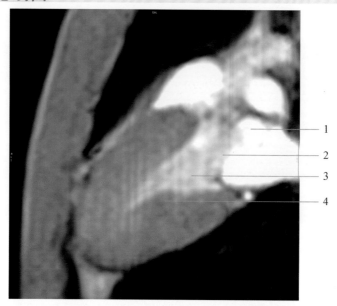

图 3-39　心脏两腔心切面（收缩末时相）

1. 左心房 left atrium　　3. 左心室 left ventricle
2. 二尖瓣 mitral valve　　4. 乳头肌 papillary muscle

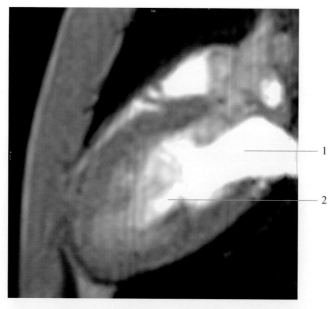

图 3-40　心脏两腔心切面（舒张末时相）

1. 左心房 left atrium　　2. 左心室 left ventricle

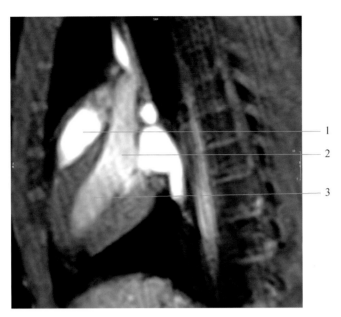

图 3-41　心脏三腔心切面（左心室流出道）

1. 右心房 right atrium　　　3. 左心室 left ventricle
2. 主动脉窦 aortic sinus

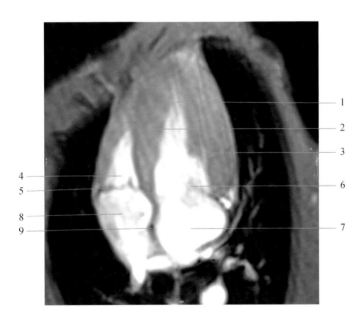

图 3-42　心脏四腔心切面（收缩末时相）

1. 左心室 left ventricle　　　6. 二尖瓣 mitral valve
2. 室间隔 interventricular septum　　7. 左心房 left atrium
3. 乳头肌 papillary muscle　　8. 右心房 right atrium
4. 右心室 right ventricle　　9. 房间隔 interatrial septum
5. 三尖瓣 tricuspid valve

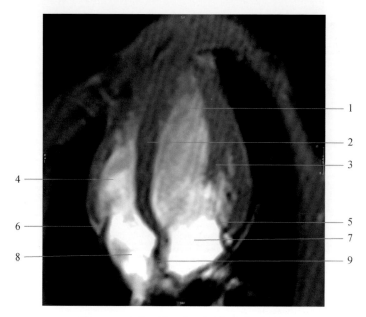

图 3-43　心脏四腔心切面（舒张末时相）

1. 左心室 left ventricle
2. 室间隔 interventricular septum
3. 乳头肌 papillary muscles
4. 右心室 right ventricle
5. 二尖瓣 mitral valve
6. 三尖瓣 tricuspid valve
7. 左心房 left atrium
8. 右心房 right atrium
9. 房间隔 interatrial septum

3. 左心室短轴系列层面（心脏短轴位）

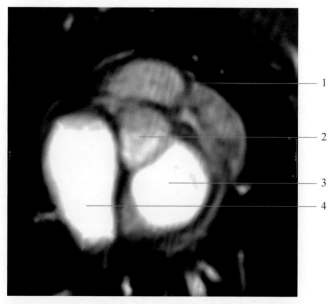

图 3-44　心底层面

1. 肺动脉干 pulmonary trunk
2. 主动脉 aorta
3. 左心房 left atrium
4. 右心房 right atrium

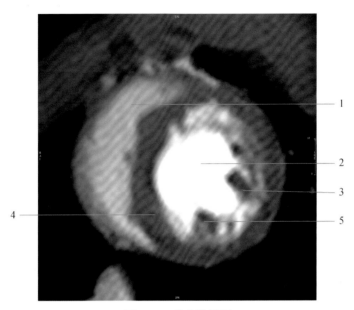

图 3-45 乳头肌层面

1. 右心室 right ventricle
2. 左心室 left ventricle
3. 前外侧乳头肌 anterolateral papillary muscle
4. 室间隔 interventricular septum
5. 后内侧乳头肌 posterior interior papillary muscle

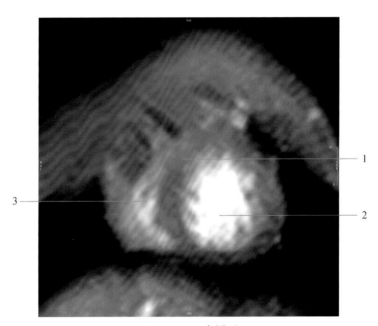

图 3-46 心尖层面

1. 室间隔 interventricular septum
2. 左心室 left ventricle
3. 右心室 right ventricle

第三节　人心脏影像

一、彩色多普勒

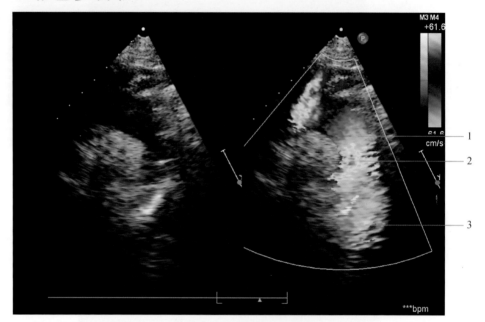

图 3-47　主动脉弓长轴切面

1 ～ 3. 降主动脉 descending aorta

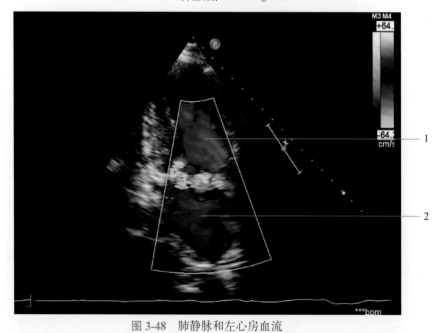

图 3-48　肺静脉和左心房血流

1. 左心室 left ventricle　　2. 左心房 left atrium

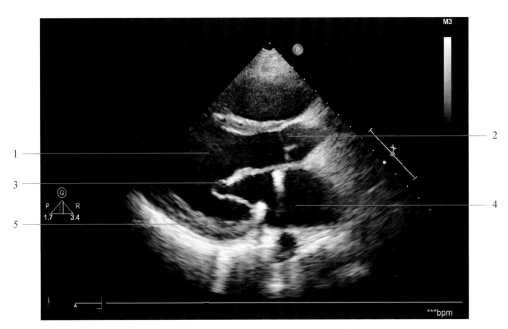

图 3-49　胸骨旁左心室长轴切面：左心纵断面

1. 左心室 left ventricle
2. 主动脉 aorta
3. 二尖瓣口 mitral valve orifice
4. 左心房 left atrium
5. 左心室后壁 left ventricular posterior wall

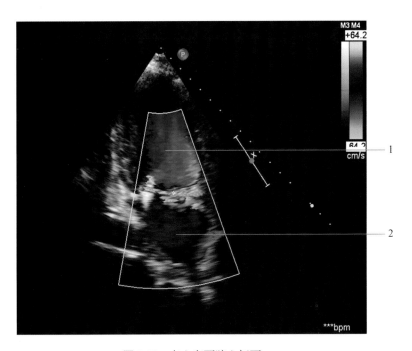

图 3-50　左心室两腔心切面

＊二尖瓣反流

1. 左心室 left ventricle　　2. 左心房 left atrium

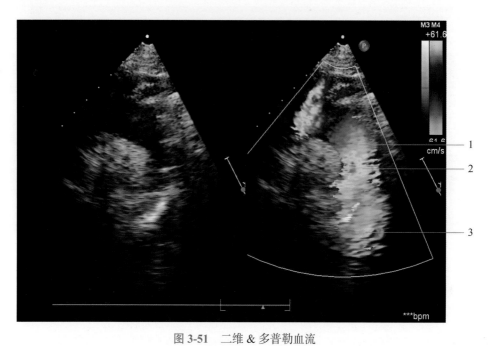

图 3-51　二维 & 多普勒血流

左心室流出道血流；收缩期左心室流出道蓝色血流至主动脉
1 ～ 3. 降主动脉 descending aorta

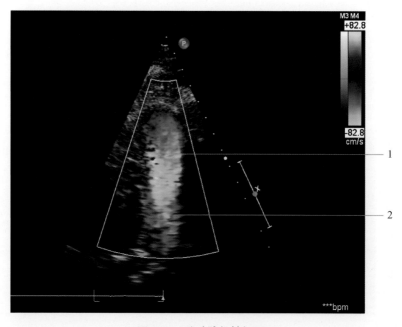

图 3-52　肺动脉长轴切面

1. 左心室 left ventricle　　2. 主动脉 aorta

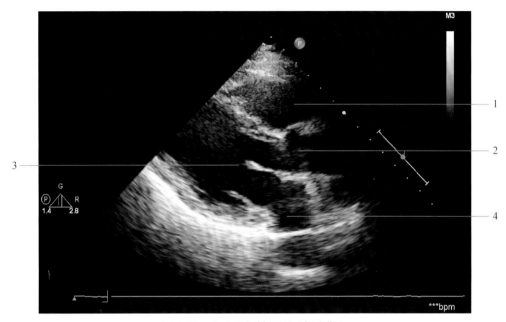

图 3-53　左心室长轴切面（舒张期）

1. 右心室流出道 right ventricular outflow tract　　3. 左心室 left ventricle
2. 主动脉 aorta　　4. 左心房 left atrium

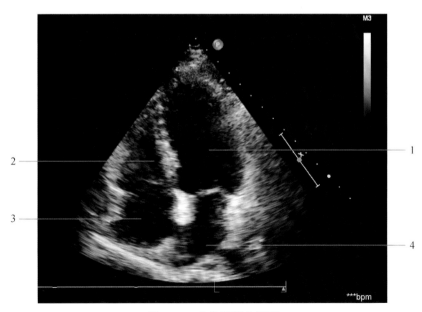

图 3-54　心尖四腔心切面

1. 左心室 left ventricle　　3. 右心房 right atrium
2. 右心室 right ventricle　　4. 左心房 left atrium

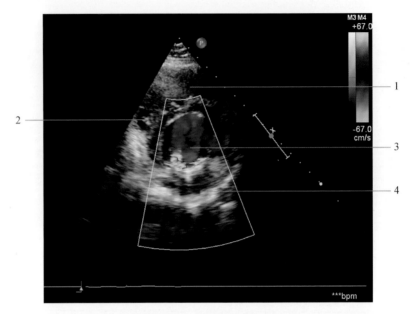

图 3-55　主动脉根部血流

1. 右心室流出道 right ventricular outflow tract　　　3. 主动脉 aorta
2. 右心房 right atrium　　　4. 左心房 left atrium

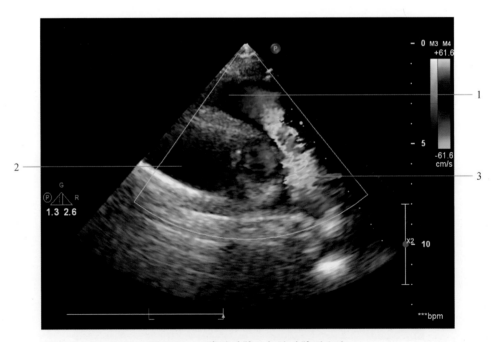

图 3-56　正常肺动脉口与肺动脉干血流

1. 右心室流出道 right ventricle outflow tract　　　3. 肺动脉 pulmonary artery
2. 左心房 left atrium

二、X线

1. 胸部后前位

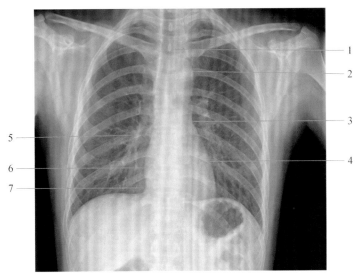

图 3-57 胸部后前位

1. 气管 trachea
2. 主动脉弓 aortic arch
3. 肺动脉段 pulmonary artery segment
4. 左心缘 left margin of heart
5. 右肺门 hilum of right lung
6. 右心缘 right margin of heart
7. 心膈角 cardiophrenic angle

2. 胸部侧位

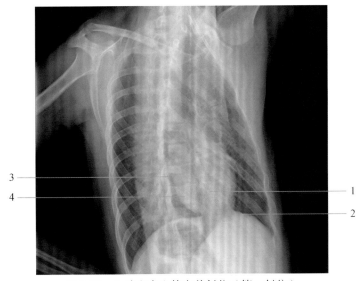

图 3-58 心脏和大血管右前斜位（第一斜位）

1. 左心室 left ventricle
2. 右心室 right ventricle
3. 左心房 left atrium
4. 右心房 right atrium

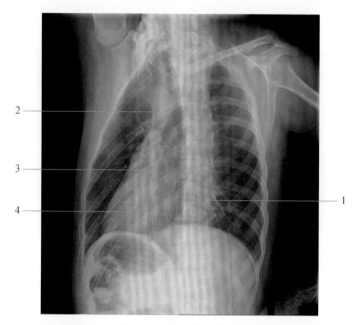

图 3-59　心脏和大血管左前斜位（第二斜位）

1. 左心室 left ventricle
2. 上腔静脉 superior vena cava
3. 右心房 right atrium
4. 右心室 right ventricle

三、CT

1. 心脏横轴位

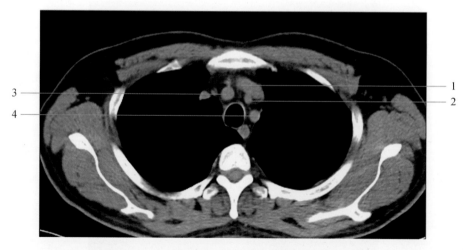

图 3-60　无名动脉层面

1. 左无名静脉 left innominate vein
2. 左颈总动脉 left common carotid artery
3. 无名动脉 innominate artery
4. 左锁骨下动脉 left subclavian artery

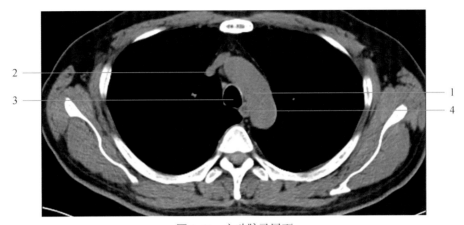

图 3-61 主动脉弓层面

1. 主动脉弓 aortic arch   3. 气管 trachea
2. 上腔静脉 superior vena cava   4. 食管 esophagus

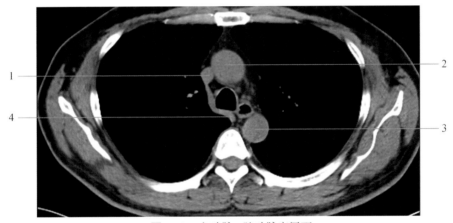

图 3-62 主动脉 - 肺动脉窗层面

1. 上腔静脉 superior vena cava   3. 降主动脉 desending aorta
2. 升主动脉 ascending aorta   4. 奇静脉 azygos vein

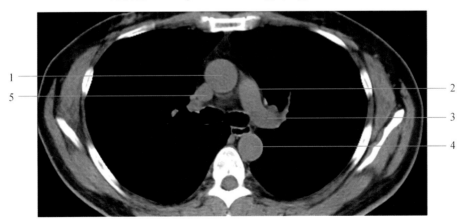

图 3-63 左肺动脉层面

1. 升主动脉 ascending aorta   4. 降主动脉 descending aorta
2. 主肺动脉 main pulmonary artery   5. 上腔静脉 superior vena cava
3. 左肺动脉 left pulmonary artery

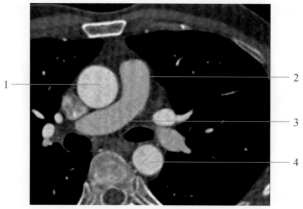

图 3-64　右肺动脉层面

1. 升主动脉 ascending aorta
2. 主肺动脉 main pulmonary artery
3. 右肺动脉 right pulmonary artery
4. 降主动脉 descending aorta

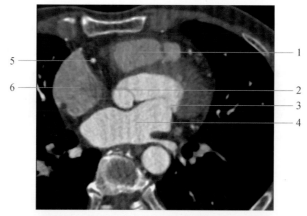

图 3-65　左心室流出道层面

1. 右心室 right ventricle
2. 左心室流出道 left ventricular outflow tract
3. 二尖瓣 mitral valve
4. 左心房 left atrium
5. 右冠状动脉 right coronary artery
6. 右心房 right atrium

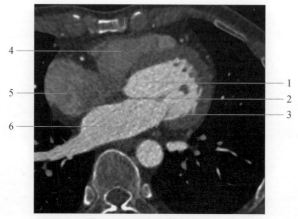

图 3-66　左心室体部层面

1. 左心室 left ventricle
2. 二尖瓣前叶 anterior mitral valve leaflet
3. 二尖瓣后叶 posterior mitral valve leaflet
4. 右心室 right ventricle
5. 右心房 right atrium
6. 左心房 left atrium

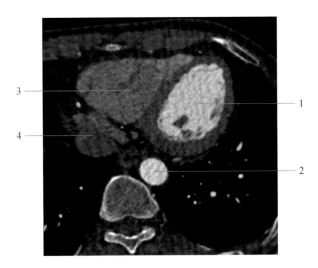

图 3-67 左心室膈面

1. 左心室 left ventricle　　　3. 右心室 right ventricle
2. 降主动脉 descending aorta　4. 下腔静脉 inferior vena cava

2. 心脏短轴位

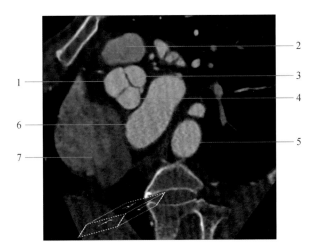

图 3-68 升主动脉根部层面

1. 主动脉右窦 right aortic sinus　　5. 降主动脉 descending aorta
2. 肺动脉 pulmonary artery　　　　6. 左心房 left atrium
3. 主动脉左窦 left aortic sinus　　　7. 右心房 right atrium
4. 主动脉后窦 posterior aortic sinus

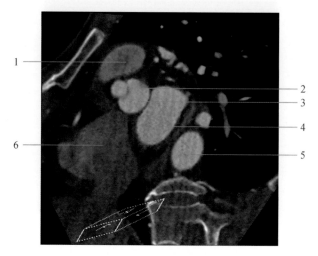

图 3-69   二尖瓣层面

1. 右心室 right ventricle
2. 左心室 left ventricle
3. 二尖瓣 mitral valve

4. 左心房 left atrium
5. 降主动脉 descending aorta
6. 右心房 right atrium

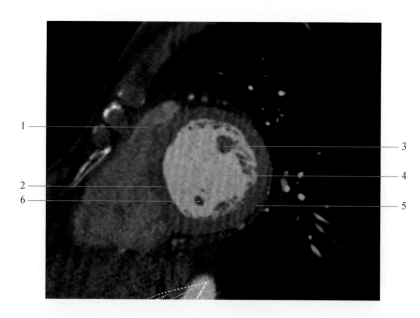

图 3-70   左心室体部层面

1. 右心室 right ventricle
2. 室间隔 interventricular septum
3. 左心室前组乳头肌 papillary muscle of the anterior left ventricle

4. 左心室 left ventricle
5. 左心室壁 left ventricular wall
6. 左心室后组乳头肌 papillary muscle of the posterior left ventricle

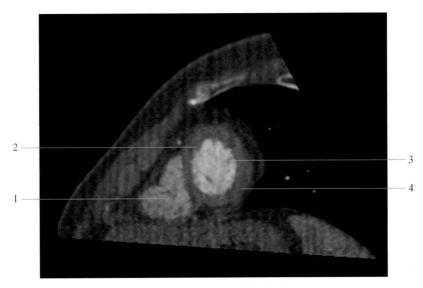

图 3-71 左心室心尖部层面

1. 右心室 right ventricle   3. 左心室 left ventricle
2. 室间隔 interventricular septum   4. 左心室壁 left ventricular wall

3. 心脏长轴位

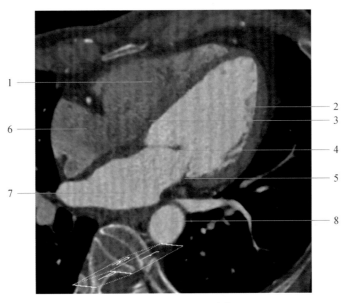

图 3-72 左心室四腔位

1. 右心室 right ventricle   5. 二尖瓣后叶 posterior mitral valve leaflet
2. 左心室 left ventricle   6. 右心房 right atrium
3. 室间隔 interventricular septum   7. 左心房 left atrium
4. 二尖瓣前叶 anterior mitral valve leaflet   8. 主动脉 aorta

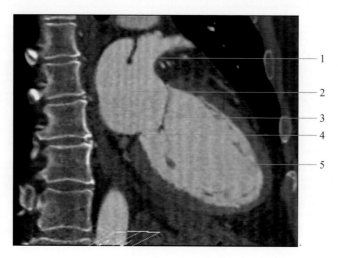

图 3-73　左心室两腔位

1. 肺静脉 pulmonary vein
2. 左心房 left atrium
3. 二尖瓣前叶 anterior mitral valve leaflet
4. 二尖瓣后叶 posterior mitral valve leaflet
5. 左心室 left ventricle

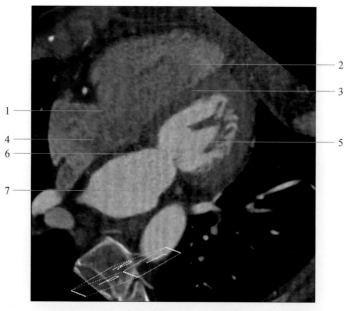

图 3-74　左心室膈面

1. 三尖瓣环 tricuspid annulus
2. 右心室 right ventricle
3. 室间隔 interventricular septum
4. 右心房 right atrium
5. 左心室 left ventricle
6. 二尖瓣环 mitral annulus
7. 左心房 left atrium

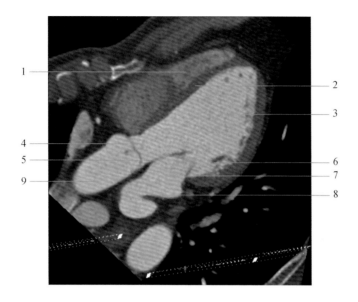

图 3-75 左心室流入道、流出道（双口位）

1. 右心室 right ventricle
2. 室间隔 interventricular septum
3. 左心室 left ventricle
4. 左心室流出道 left ventricular outflow tract
5. 二尖瓣前叶 anterior mitral valve leaflet
6. 左心室流入道 left ventricular inflow tract
7. 二尖瓣后叶 posterior mitral valve leaflet
8. 左心房 left atrium
9. 主动脉根部 aortic root

四、CTA 冠状动脉重建

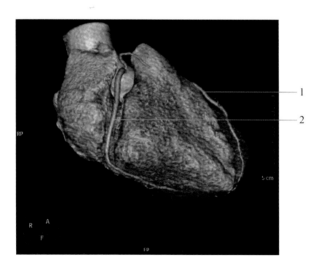

图 3-76 右冠状动脉正面观

1. 左前降支 left anterior descending artery
2. 右冠状动脉主干 right main coronary artery

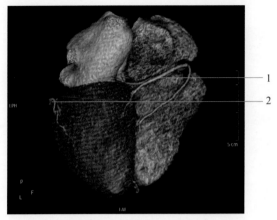

图 3-77　右冠状动脉后面观

1. 右冠状动脉主干远端 distal trunk of right coronary artery　　2. 左心室后支 left ventricular posterior branch

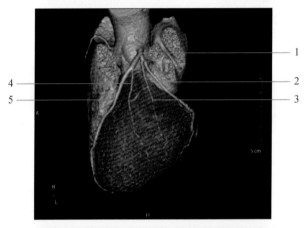

图 3-78　左冠状动脉正面观

1. 左冠状动脉主干 left main coronary artery　　4. 对角支 diagonal branch
2. 左回旋支 left circumflex branch　　5. 左前降支近中段 the left anterior descending of the midsection
3. 中间支 intermediate branch

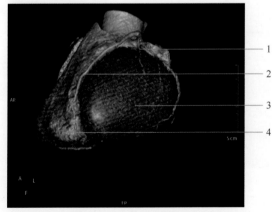

图 3-79　左冠状动脉膈面观

1. 对角支 diagonal branch　　　　　　　　　　　　　　3. 左心室 left ventricle
2. 左冠状动脉中远段 middle and distal segment of the left coronary artery　　4. 右心室 right ventricle

五、MRI

1. 心脏解剖轴位、冠状位、矢状位

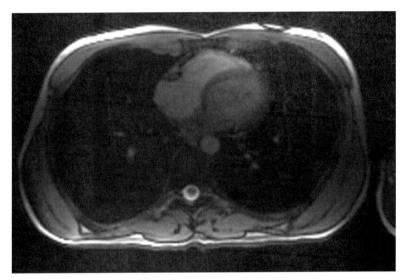

图 3-80　心脏轴位层面

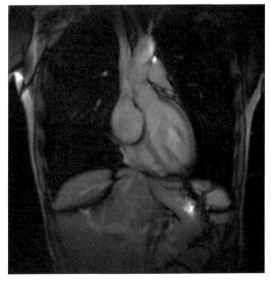

图 3-81　心脏冠状位层面

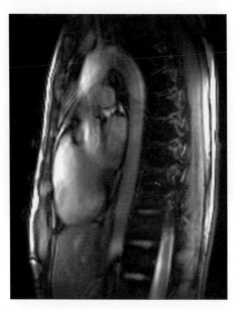

图 3-82　心脏矢状位层面

2. 心脏在人体内的大致位置显示

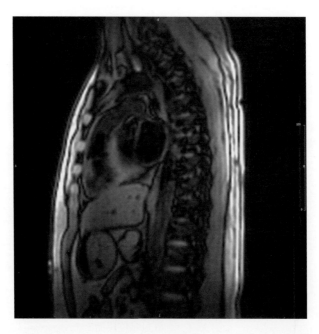

图 3-83　矢状位

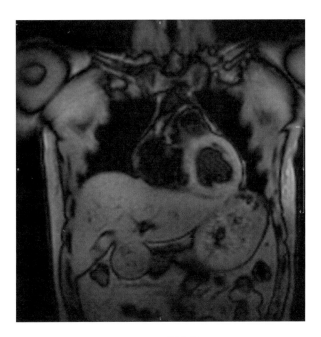

图 3-84 冠状位

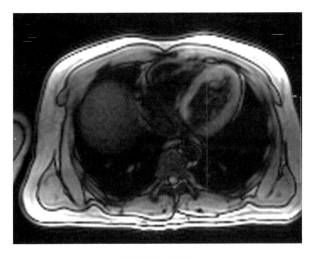

图 3-85 轴位

3. 轴位（以人体轴位方向，由上至下依次扫描）

（1）舒张末

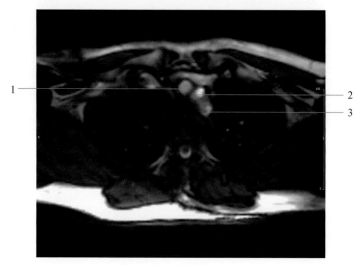

图 3-86　主动脉弓上层面

1. 头臂干 brachiocephalic trunk
2. 左颈总动脉 left common carotid artery
3. 左锁骨下动脉 left subclavian artery

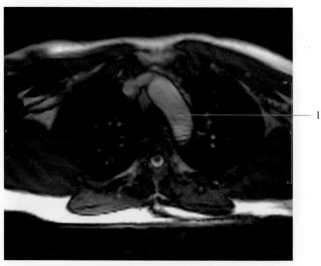

图 3-87　主动脉弓层面

1. 主动脉弓 aortic arch

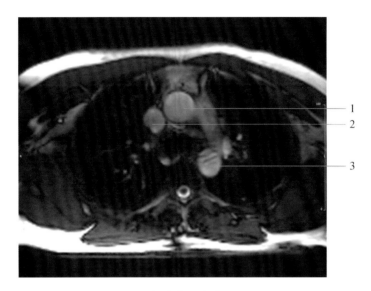

图 3-88 主动脉弓下层面

1. 升主动脉 ascending aorta   3. 降主动脉 descending aorta
2. 上腔静脉 superior vena cava

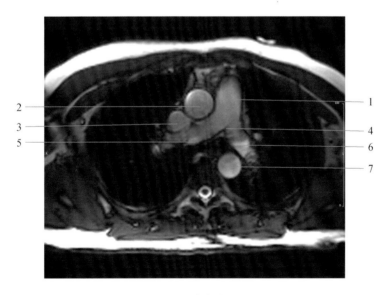

图 3-89 肺动脉分叉层面

1. 肺动脉干 pulmonary trunk   5. 右肺动脉 right pulmonary artery
2. 升动脉干 ascending aorta trunk   6. 左肺动脉 left pulmonary artery
3. 上腔静脉 superior vena cava   7. 降主动脉 descending aorta
4. 肺动脉分叉 pulmonary artery bifurcation

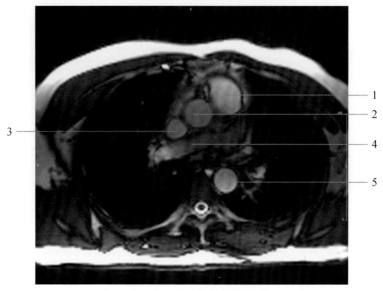

图 3-90 肺动脉根部层面

1. 右心室流出道 right ventricle outflow tract　　4. 左心房 left atrium
2. 升主动脉 ascending aorta　　　　　　　　　5. 降主动脉 descending aorta
3. 上腔静脉 superior vena cava

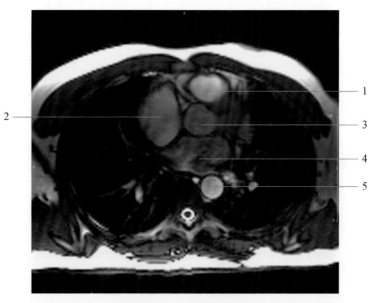

图 3-91 主动脉根部层面

1. 右心室 right ventricle　　　　4. 左心房 left atrium
2. 右心房 right atrium　　　　　 5. 降主动脉 descending aorta
3. 主动脉根部 aortic root

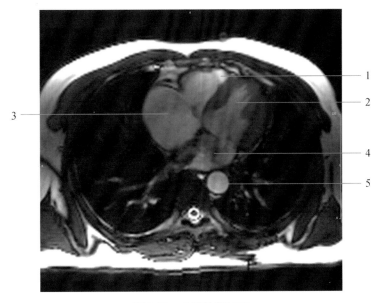

图 3-92 心脏体部层面

1. 右心室 right ventricle   4. 左心房 left atrium
2. 左心室 left ventricle   5. 降主动脉 descending aorta
3. 右心房 right atrium

（2）收缩末

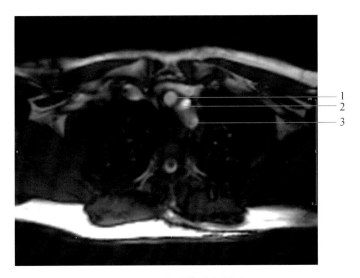

图 3-93 主动脉弓上层面

1. 头臂干 brachiocephalic trunk   3. 左锁骨下动脉 left subclavian artery
2. 左颈总动脉 left common carotid artery

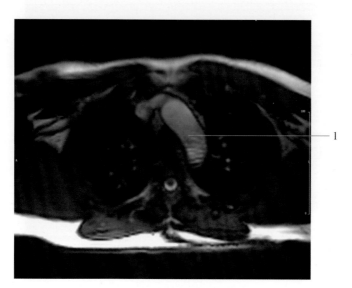

图 3-94   主动脉弓层面

1. 主动脉弓 aortic arch

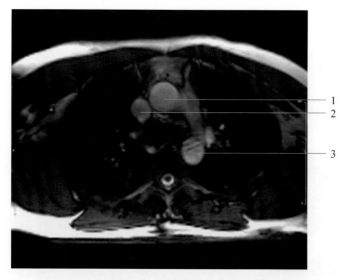

图 3-95   主动脉弓下层面

1. 升主动脉 ascending aorta   3. 降主动脉 descending aorta
2. 上腔静脉 superior vena cava

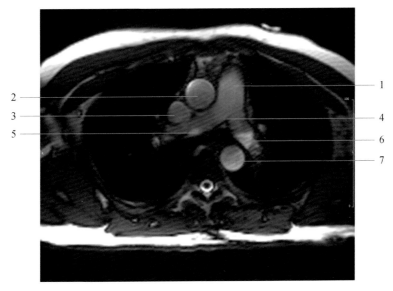

图 3-96　肺动脉分叉层面

1. 肺动脉干 pulmonary trunk　　　5. 右肺动脉 right pulmonary artery
2. 升主动脉 ascending aorta　　　6. 左肺动脉 left pulmonary artery
3. 上腔静脉 superior vena cava　　7. 降主动脉 descending aorta
4. 肺动脉分叉 pulmonary artery bifurcation

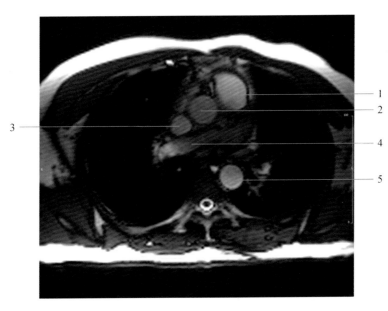

图 3-97　右心室流出道层面

1. 右心室流出道 right ventricle outflow tract　　4. 左心房 left atrium
2. 升主动脉 ascending aorta　　　5. 降主动脉 descending aorta
3. 上腔静脉 superior vena cava

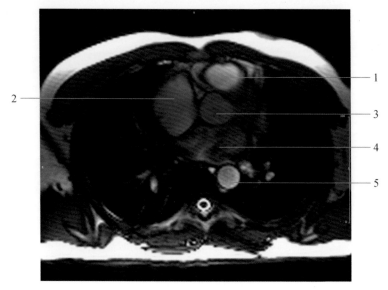

图 3-98　主动脉根部层面

1. 右心室 right ventricle　　4. 左心房 left atrium
2. 右心房 right atrium　　　5. 降主动脉 descending aorta
3. 主动脉根部 aortic root

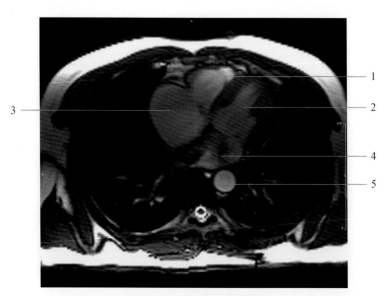

图 3-99　心脏体部层面

1. 右心室 right ventricle　　4. 左心房 left atrium
2. 左心室 left ventricle　　　5. 降主动脉 descending aorta
3. 右心房 right atrium

4. 矢状位（以人体矢状位方向，由右至左依次扫描）

（1）舒张末

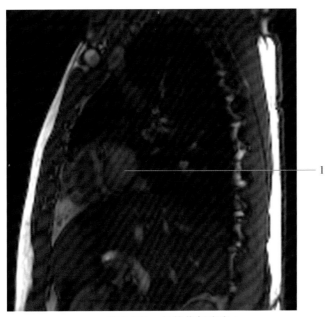

图 3-100　矢状位舒张末 1

1. 右心房 right atrium

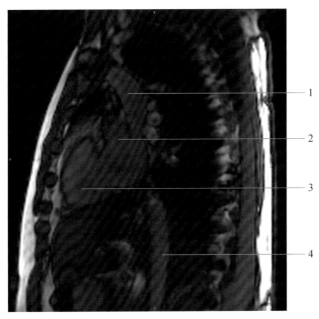

图 3-101　矢状位舒张末 2

1. 上腔静脉 superior vena cava　　3. 右心室 right ventricle
2. 右心房 right atrium　　　　　　4. 下腔静脉 inferior vena cava

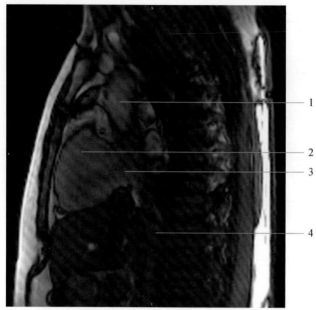

图 3-102　矢状位舒张末 3

1. 主动脉 aorta　　　　　3. 右心房 right atrium
2. 右心室 right ventricle　4. 下腔静脉 inferior vena cava

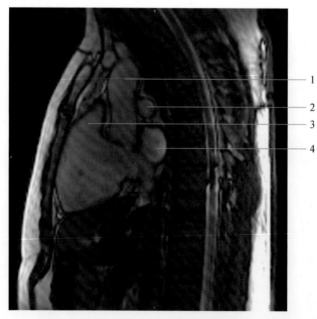

图 3-103　矢状位舒张末 4

1. 主动脉 aorta　　　　　　　　　　　4. 左心房 left atrium
2. 右肺动脉 right pulmonary artery　　5. 右心室 right ventricle
3. 右心室流出道 right ventricle outflow tract

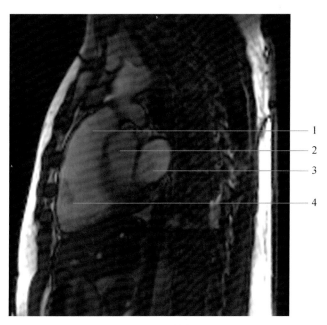

图 3-104　矢状位舒张末 5

1. 右心室流出道 right ventricular outflow tract　　3. 左心房 left atrium
2. 左心室 left ventricle　　　　　　　　　　　　4. 右心室 right ventricle

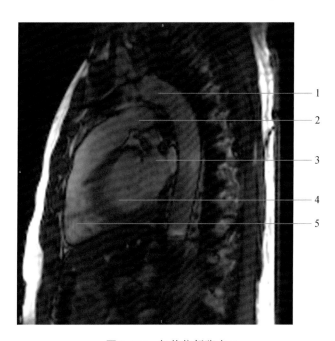

图 3-105　矢状位舒张末 6

1. 主动脉弓 aortic arch　　　　　　4. 左心室 left ventricle
2. 肺动脉 pulmonary artery　　　　5. 右心室 right ventricle
3. 左心房 left atrium

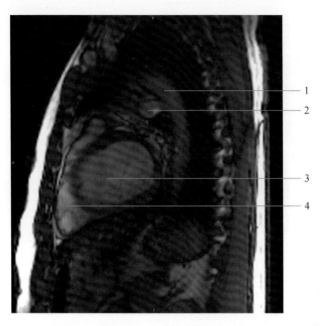

图 3-106   矢状位舒张末 7

1. 主动脉弓 aortic arch   3. 左心室 left ventricle
2. 左肺动脉 left pulmonary artery   4. 右心室 right ventricle

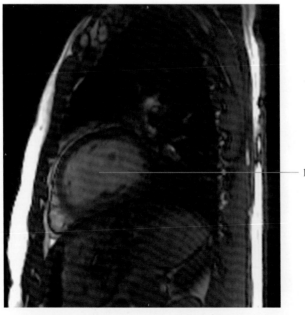

图 3-107   矢状位舒张末 8

1. 左心室 left ventricle

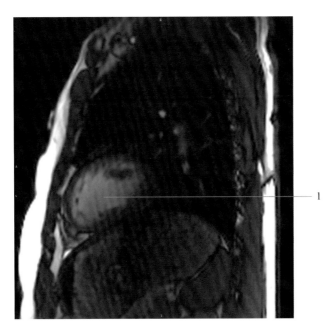

图 3-108　矢状位舒张末 9

1. 左心室 left ventricle

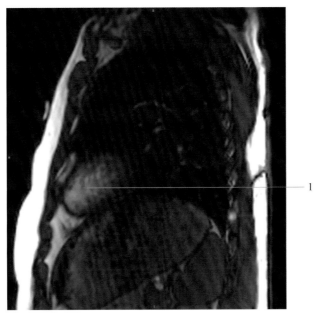

图 3-109　矢状位舒张末 10

1. 左心室 left ventricle

（2）收缩末

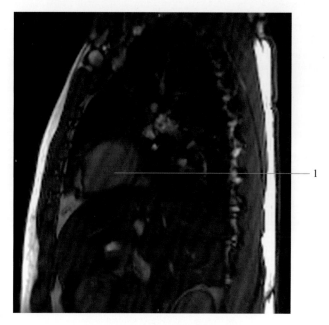

图 3-110　矢状位收缩末 1

1. 右心房 right atrium

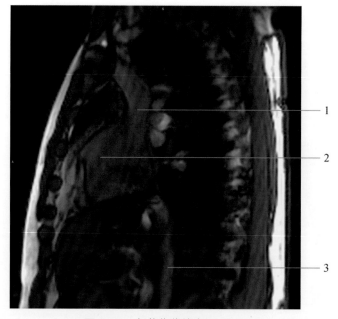

图 3-111　矢状位收缩末 2

1. 上腔静脉 superior vena cava　　　3. 下腔静脉 inferior vena cava

2. 右心房 right atrium

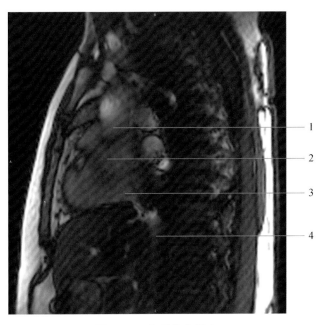

图 3-112　矢状位收缩末 3

1. 主动脉 aorta　　　　　　　3. 右心房 right atrium
2. 右心室 right ventricle　　　4. 下腔静脉 inferior vena cava

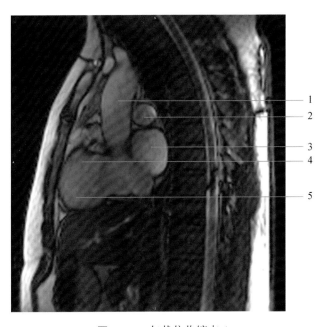

图 3-113　矢状位收缩末 4

1. 主动脉 aorta　　　　　　　　　　　　4. 右心室流出道 right ventricle outflow tract
2. 右肺动脉 right pulmonary artery　　　5. 右心室 right ventricle
3. 左心房 left atrium

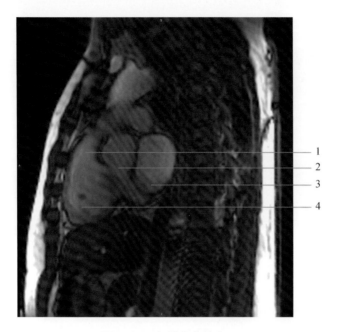

图 3-114 矢状位收缩末 5

1. 右心室流出道 right ventricular outflow tract   3. 左心房 left atrium
2. 左心室 left ventricle   4. 右心室 right ventricle

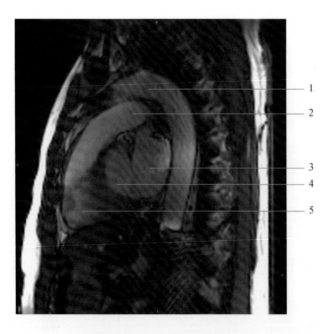

图 3-115 矢状位收缩末 6

1. 主动脉弓 aortic arch   4. 左心室 left ventricle
2. 肺动脉 pulmonary artery   5. 右心室 right ventricle
3. 左心房 left atrium

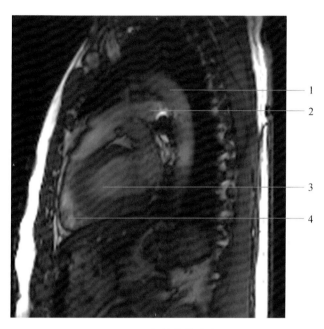

图 3-116　矢状位收缩末 7

1. 主动脉弓 aortic arch　　　　3. 左心室 left ventricle
2. 肺动脉 pulmonary artery　　　4. 右心室 right ventricle

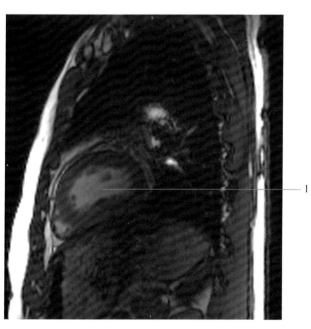

图 3-117　矢状位收缩末 8

1. 左心室 left ventricle

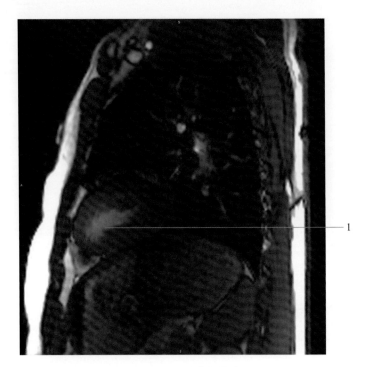

图 3-118 矢状位收缩末 9

1. 左心室 left ventricle

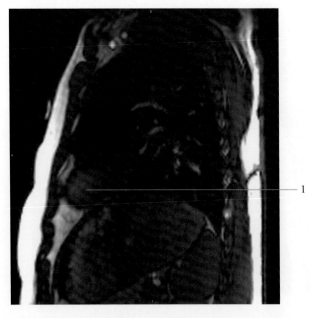

图 3-119 矢状位收缩末 10

1. 左心室 left ventricle

5. 冠状位（以人体冠状位方向，由前至后依次扫描）

（1）舒张末

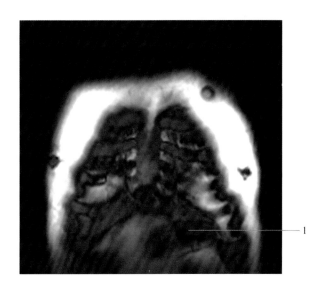

图 3-120　冠状位舒张末 1

1. 右心室 right ventricle

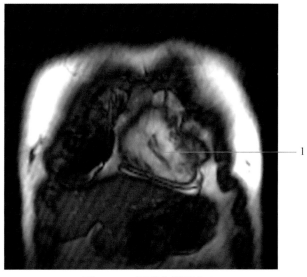

图 3-121　冠状位舒张末 2

1. 右心室 right ventricle

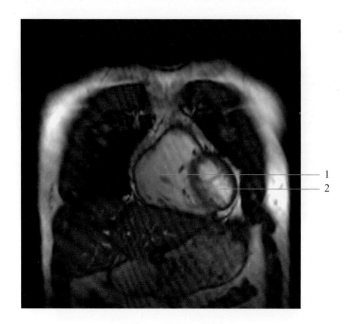

图 3-122　冠状位舒张末 3

1. 右心室 right ventricle　　2. 左心室 left ventricle

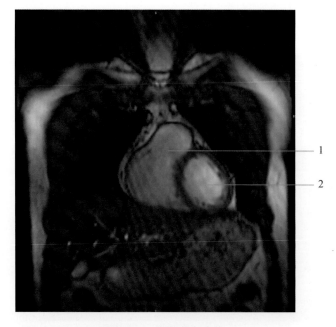

图 3-123　冠状位舒张末 4

1. 右心室 right ventricle　　2. 左心室 left ventricle

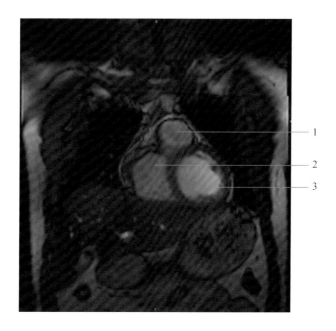

图 3-124　冠状位舒张末 5

1. 肺动脉干 pulmonary trunk　　3. 左心室 left ventricle
2. 右心室 right ventricle

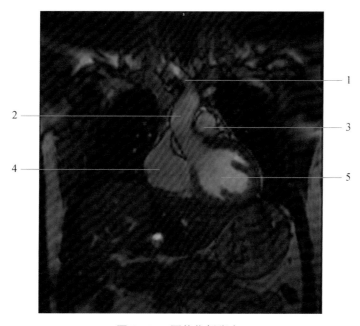

图 3-125　冠状位舒张末 6

1. 头臂干 brachiocephalic trunk　　4. 右心房 right atrium
2. 主动脉 aorta　　5. 左心室 left ventricle
3. 肺动脉 pulmonary artery

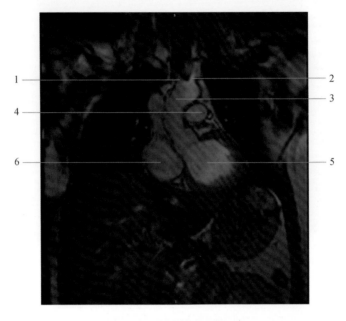

图 3-126　冠状位舒张末 7

1. 头臂干 brachiocephalic trunk　　4. 肺动脉 pulmonary artery
2. 左锁骨下动脉 left subclavian artery　　5. 左心室 left ventricle
3. 主动脉弓 aortic arch　　6. 右心房 right atrium

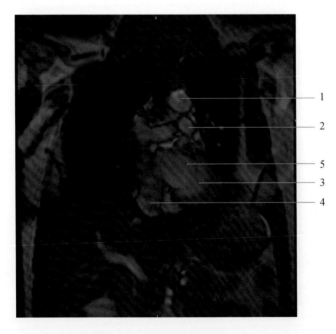

图 3-127　冠状位舒张末 8

1. 主动脉弓 aortic arch　　4. 右心房 right atrium
2. 肺动脉 pulmonary artery　　5. 左心房 left atrium
3. 左心室 left ventricle

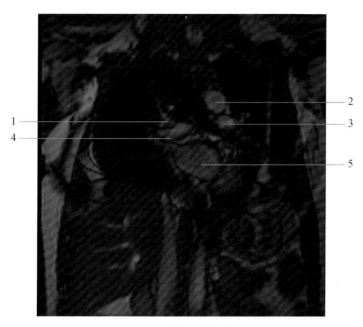

图 3-128　冠状位舒张末 9

1. 右上肺静脉 right superior pulmonary vein
2. 主动脉 aorta
3. 左上肺动脉 left superior pulmonary artery
4. 右下肺动脉 right inferior pulmonary artery
5. 右心房 right atrium

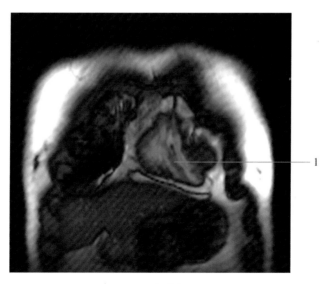

图 3-129　冠状位舒张末 10

1. 右心室 right ventricle

(2) 收缩末

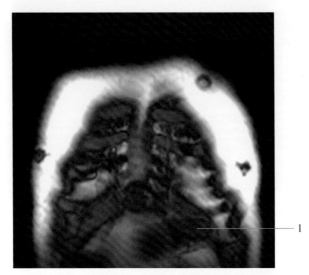

图 3-130　冠状位收缩末 1

1. 左心室 left ventricle

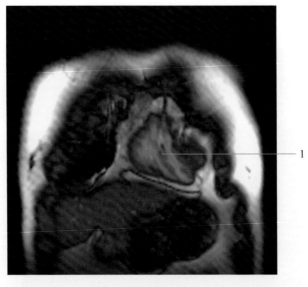

图 3-131　冠状位收缩末 2

1. 右心室 right ventricle

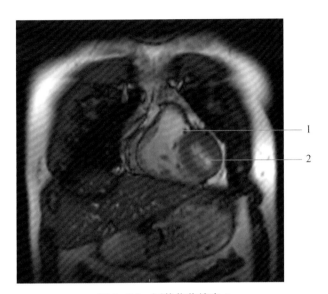

图 3-132　冠状位收缩末 3

1. 右心室 right ventricle　　2. 左心室 left ventricle

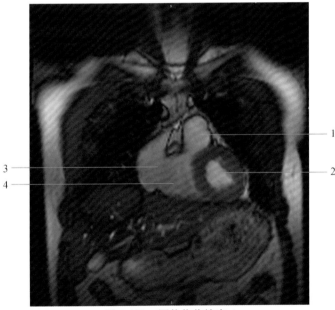

图 3-133　冠状位收缩末 4

1. 肺动脉干 pulmonary trunk　　3. 右心房 right atrium
2. 左心室 left ventricle　　4. 右心室 right ventricle

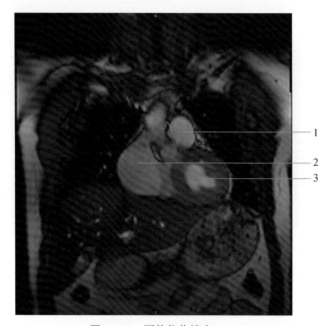

图 3-134　冠状位收缩末 5

1. 肺动脉干 pulmonary trunk　3. 左心室 left ventricle
2. 右心房 right atrium

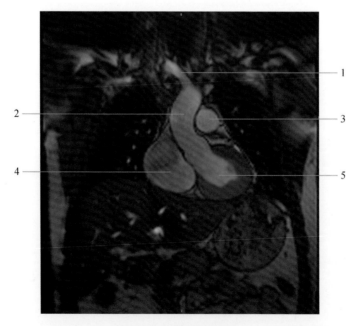

图 3-135　冠状位收缩末 6

1. 头臂干 brachiocephalic trunk　4. 右心房 right atrium
2. 主动脉 aorta　5. 左心室 left ventricle
3. 肺动脉 pulmonary artery

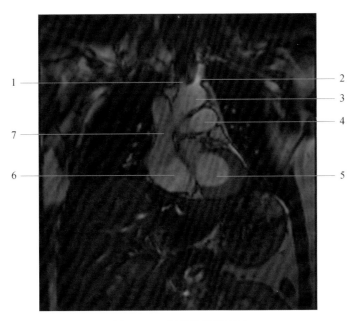

图 3-136 冠状位收缩末 7

1. 头臂干 brachiocephalic trunk
2. 左锁骨下动脉 left subclavian artery
3. 主动脉弓 aortic arch
4. 肺动脉 pulmonary artery
5. 左心室 left ventricle
6. 右心房 right atrium
7. 上腔静脉 superior vena cava

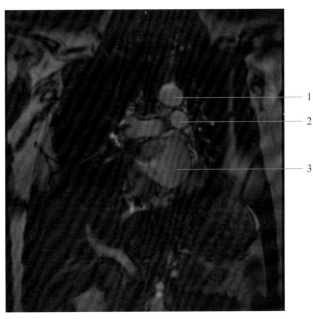

图 3-137 冠状位收缩末 8

1. 主动脉弓 aortic arch
2. 肺动脉 pulmonary artery
3. 左心房 left atrium

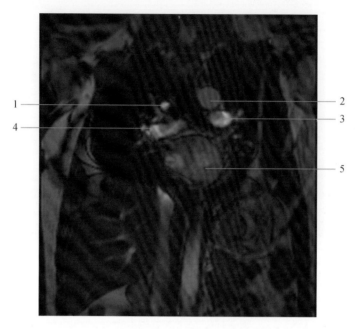

图 3-138　冠状位收缩末 9

1. 右上肺静脉 right superior pulmonary vein　　4. 右下肺动脉 right inferior pulmonary artery
2. 主动脉 aorta　　5. 左心房 left atrium
3. 左上肺动脉 left superior pulmonary artery

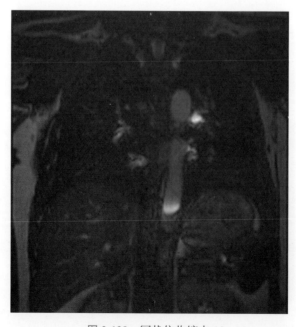

图 3-139　冠状位收缩末 10

6. 左心室短轴位（以心脏短轴位进行扫描）

（1）舒张末

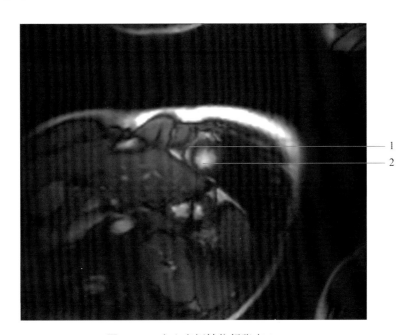

图 3-140　左心室短轴位舒张末 1

1. 右心室 right ventricle　　2. 左心室 left ventricle

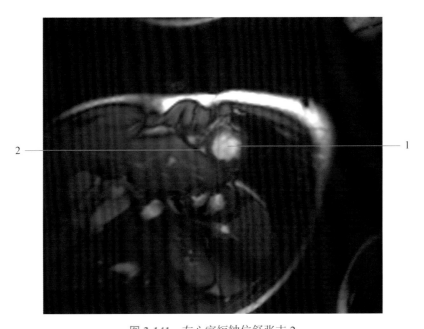

图 3-141　左心室短轴位舒张末 2

1. 左心室 left ventricle　　2. 右心室 right ventricle

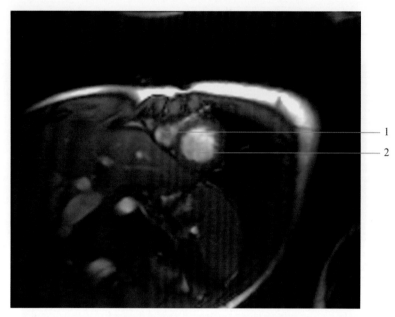

图 3-142　左心室短轴位舒张末 3

1. 右心室 right ventricle　　2. 左心室 left ventricle

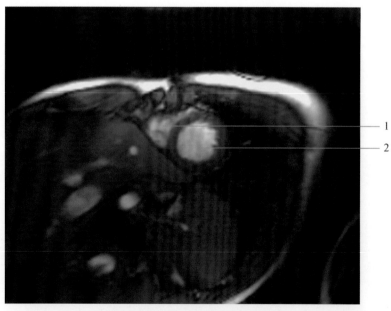

图 3-143　左心室短轴位舒张末 4

1. 右心室 right ventricle　　2. 左心室 left ventricle

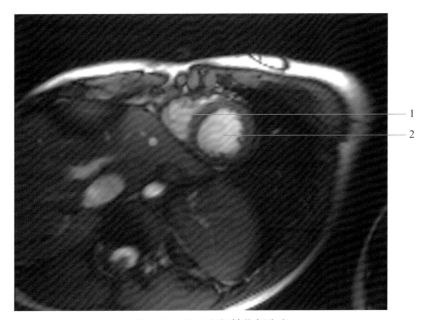

图 3-144　左心室短轴位舒张末 5

1. 右心室 right ventricle　　2. 左心室 left ventricle

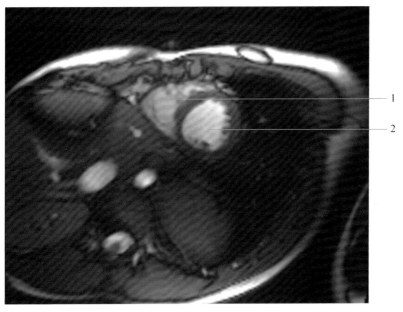

图 3-145　左心室短轴位舒张末 6

1. 右心室 right ventricle　　2. 左心室 left ventricle

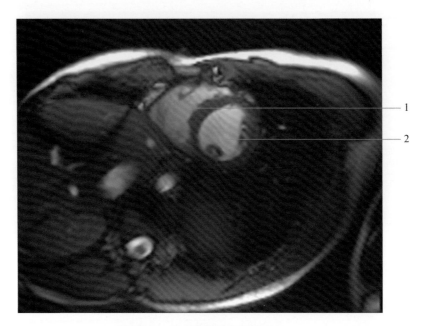

图 3-146　左心室短轴位舒张末 7

1. 右心室 right ventricle　　2. 左心室 left ventricle

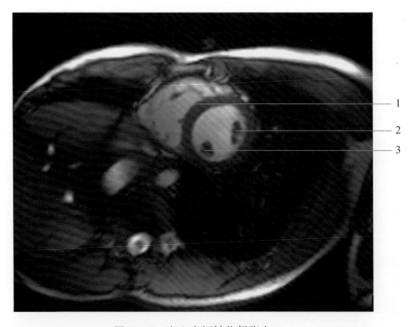

图 3-147　左心室短轴位舒张末 8

1. 右心室 right ventricle　　　　　　3. 后内侧乳头肌 posterior interior papillary muscle
2. 前外侧乳头肌 anterolateral papillary muscle

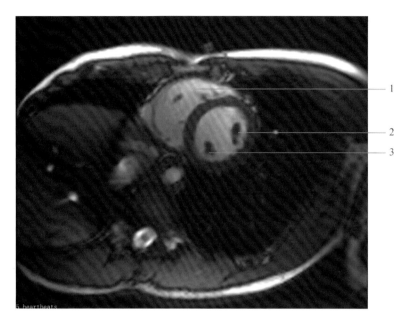

图 3-148　左心室短轴位舒张末 9

1. 右心室 right ventricle
2. 前外侧乳头肌 anterolateral papillary muscle
3. 后内侧乳头肌 posterior interior papillary muscle

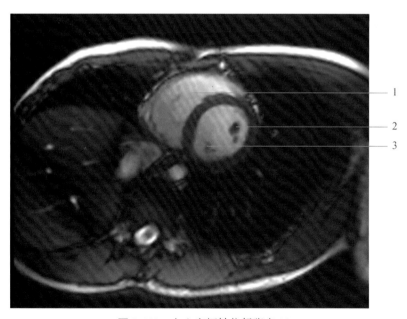

图 3-149　左心室短轴位舒张末 10

1. 右心室 right ventricle
2. 左心室 left ventricle
3. 前外侧乳头肌 anterolateral papillary muscle

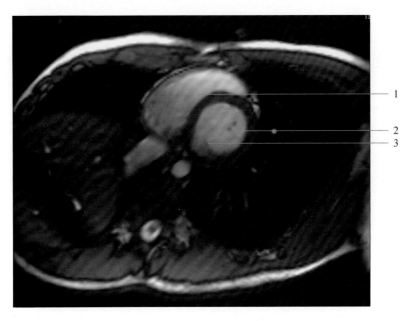

图 3-150　左心室短轴位舒张末 11

1. 右心室 right ventricle　　　　　　　3. 左心室 left ventricle
2. 前外侧乳头肌 anterolateral papillary muscle

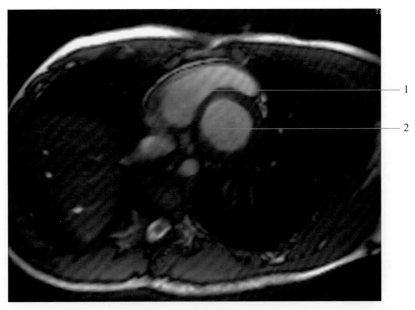

图 3-151　左心室短轴位舒张末 12

1. 右心室 right ventricle　　2. 左心室 left ventricle

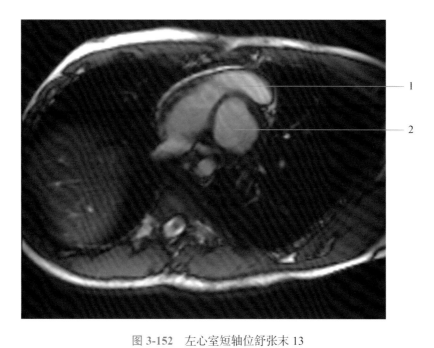

图 3-152 左心室短轴位舒张末 13

1. 右心室 right ventricle　　2. 左心室 left ventricle

（2）收缩末

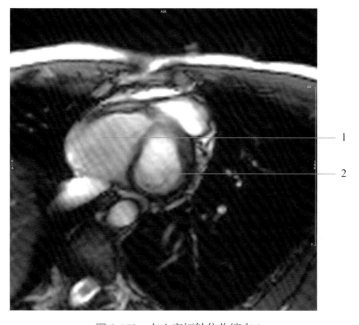

图 3-153 左心室短轴位收缩末 1

1. 右心室 right ventricle　　2. 左心室 left ventricle

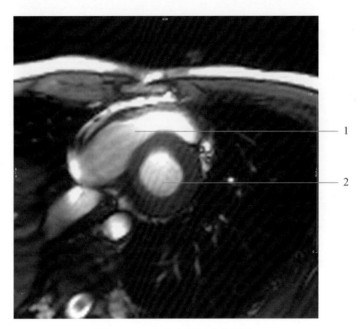

图 3-154　左心室短轴位收缩末 2

1. 右心室 right ventricle　　2. 左心室 left ventricle

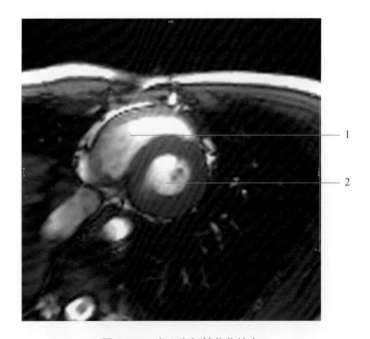

图 3-155　左心室短轴位收缩末 3

1. 右心室 right ventricle　　2. 左心室 left ventricle

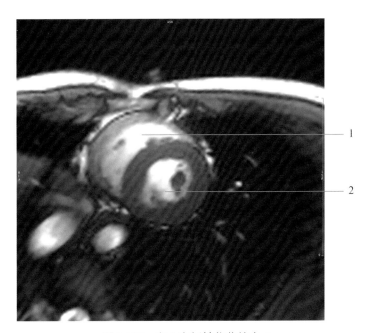

图 3-156 左心室短轴位收缩末 4

1. 右心室 right ventricle 2. 左心室 left ventricle

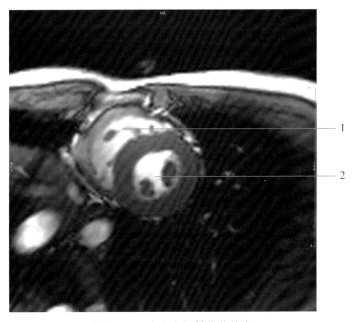

图 3-157 左心室短轴位收缩末 5

1. 右心室 right ventricle 2. 左心室 left ventricle

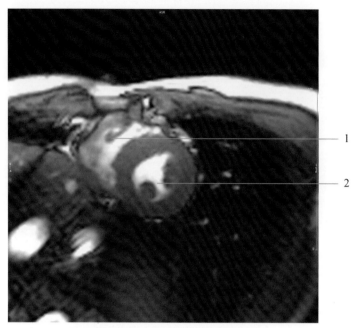

图 3-158　左心室短轴位收缩末 6

1. 右心室 right ventricle　　2. 左心室 left ventricle

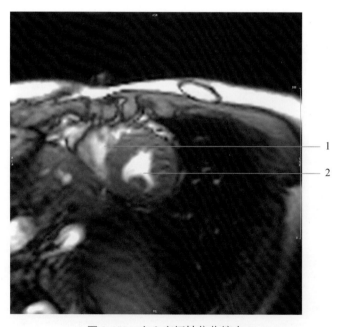

图 3-159　左心室短轴位收缩末 7

1. 右心室 right ventricle　　2. 左心室 left ventricle

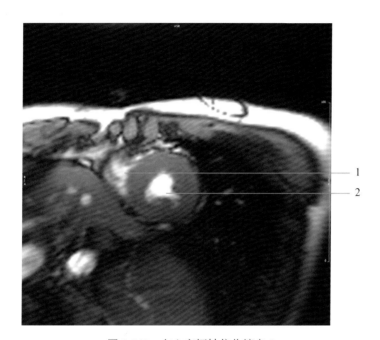

图 3-160 左心室短轴位收缩末 8

1. 右心室 right ventricle　　2. 左心室 left ventricle

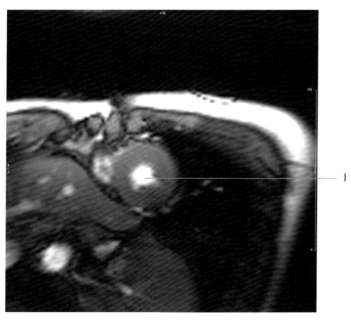

图 3-161 左心室短轴位收缩末 9

1. 左心室 left ventricle

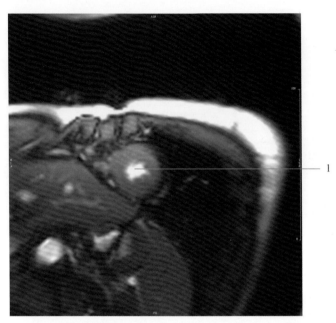

图 3-162 左心室短轴位收缩末 10

1. 左心室 left ventricle

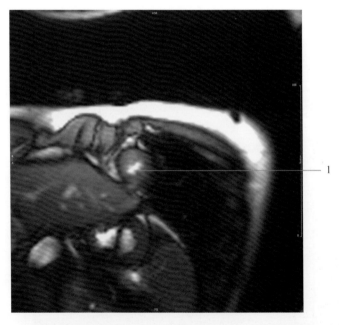

图 3-163 左心室短轴位收缩末 11

1. 左心室 left ventricle

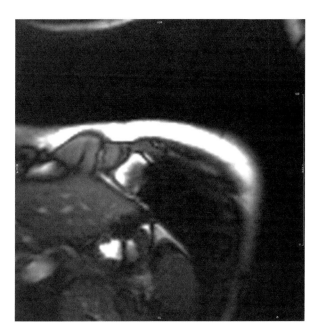

图 3-164 左心室短轴位收缩末 12

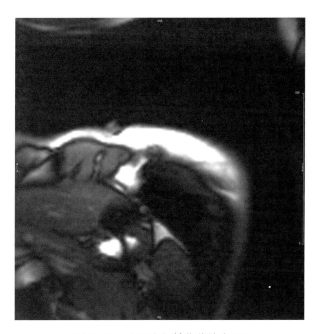

图 3-165 左心室短轴位收缩末 13

7. 左心室长轴位

（1）收缩末

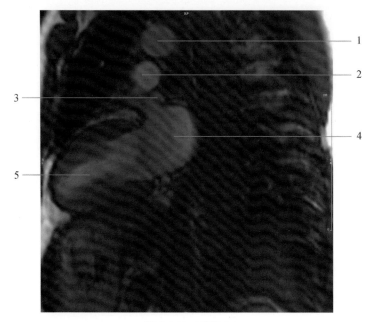

图 3-166　两腔心

1. 主动脉 aorta　　　　　　　　　　4. 左心房 left atrium
2. 肺动脉 pulmonary artery　　　　　5. 左心室 left ventricle
3. 左上肺静脉 left superior pulmonary vein

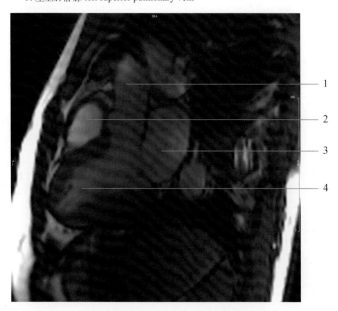

图 3-167　左心室流出道 1

1. 升主动脉 ascending aorta　　　　3. 左心房 left atrium
2. 右心房 right atrium　　　　　　　4. 左心室 left ventricle

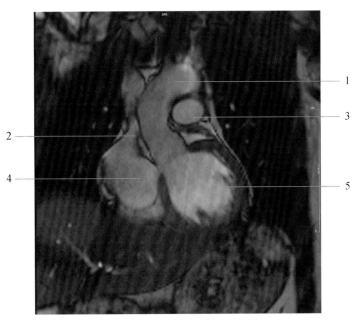

图 3-168 左心室流出道 2

1. 升主动脉 ascending aorta
2. 右心房 right atrium
3. 肺动脉 pulmonary artery
4. 右心室 right ventricle
5. 左心室 left ventricle

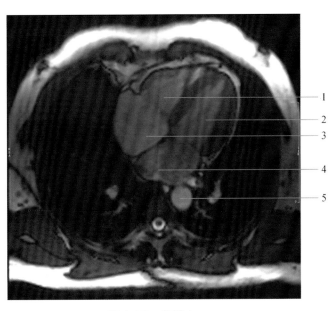

图 3-169 四腔心

1. 右心室 right ventricle
2. 左心室 left ventricle
3. 右心房 right atrium
4. 左心房 left atrium
5. 主动脉 aorta

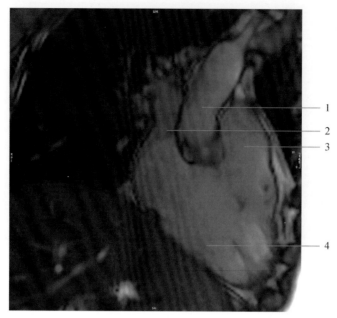

图 3-170   右心室流出道

1. 主动脉 aorta   3. 肺动脉 pulmonary artery
2. 上腔静脉 superior vena cava   4. 右心室 right ventricle

（2）舒张末

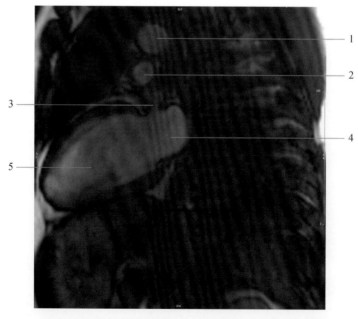

图 3-171   两腔心

1. 主动脉 aorta   4. 左心房 left atrium
2. 肺动脉 pulmonary artery   5. 左心室 right ventricle
3. 左上肺静脉 left superior pulmonary vein

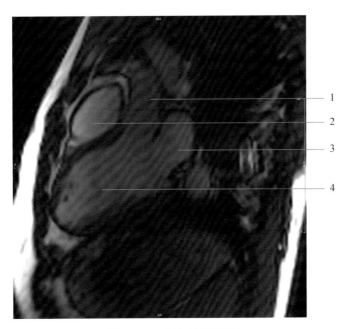

图 3-172 左心室流出道 1

1. 升主动脉 ascending aorta   3. 左心房 left atrium
2. 右心房 right atrium   4. 左心室 left ventricle

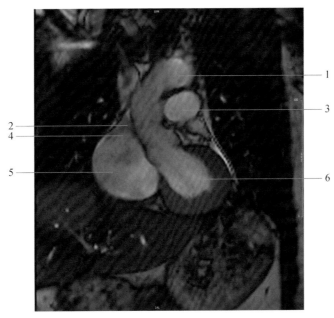

图 3-173 左心室流出道 2

1. 主动脉弓 aortic arch   4. 右心房 rght atrium
2. 上腔静脉 superior vena cava   5. 右心室 right ventricle
3. 肺动脉 pulmonary artery   6. 左心室 left ventricle

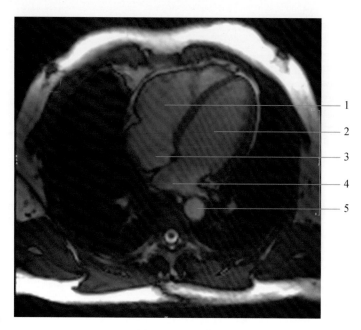

图 3-174　四腔心

1. 右心室 right ventricle 　　4. 左心房 left atrium
2. 左心室 left ventricle 　　　5. 主动脉 aorta
3. 右心房 right atrium

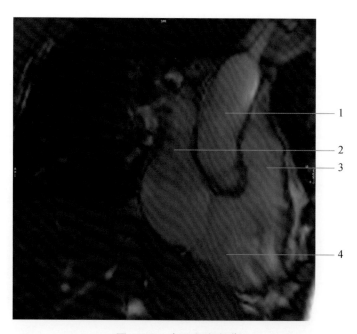

图 3-175　右心室流出道

1. 主动脉 aorta 　　　　　　3. 肺动脉 pulmonary artery
2. 上腔静脉 superior vena cava 　　4. 右心室 right ventricle

8. 左心室短轴心肌标记技术

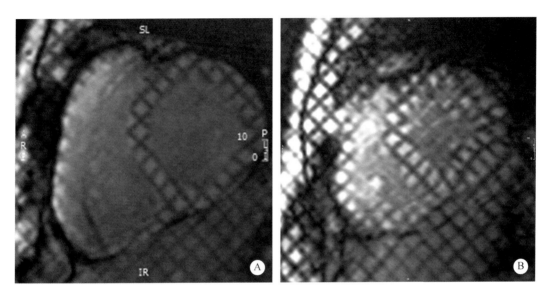

图 3-176　二尖瓣水平

A. 舒张末；B. 收缩末

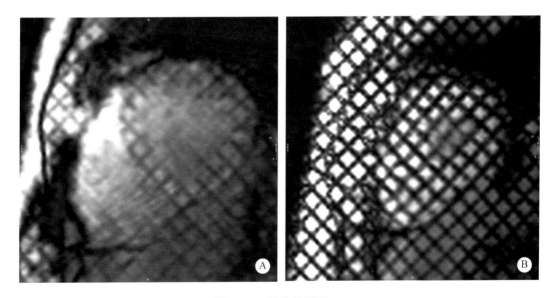

图 3-177　乳头肌层面

A. 舒张末；B. 收缩末

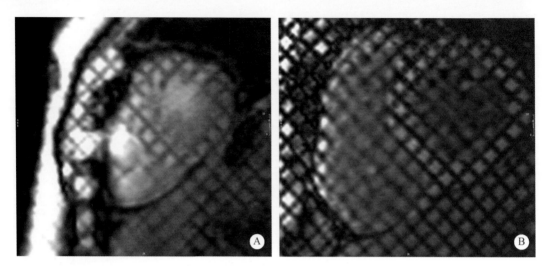

图 3-178　心尖层面

A. 收缩末；B. 舒张末

9. 纵向弛豫时间图技术

纵向弛豫时间图分为原始采集的未注射对比剂的非对比纵向弛豫加权成像（T_1WI）图像和后处理获得的纵向弛豫时间图像。原始采集的 T_1WI 图像由 8 个不同反转时间（TI）的图像构成；后处理获得的纵向弛豫时间图像包括未加伪彩（LUT）的纵向弛豫时间图像和加伪彩的纵向弛豫时间图像。

（1）非对比纵向弛豫加权成像图像

1）二尖瓣层面

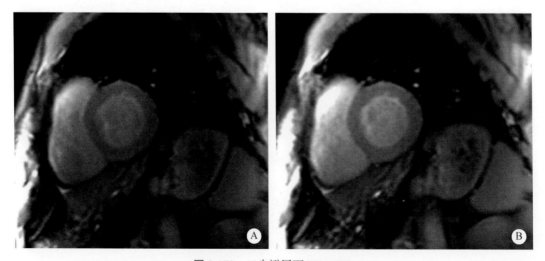

图 3-179　二尖瓣层面 TI1、TI2

A. TI1，为 120ms；B. TI2，为 200ms

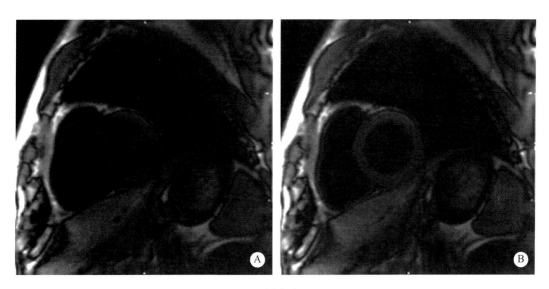

图 3-180 二尖瓣层面 TI3、TI4

A. TI3，为 1028ms；B. TI4，为 1113ms

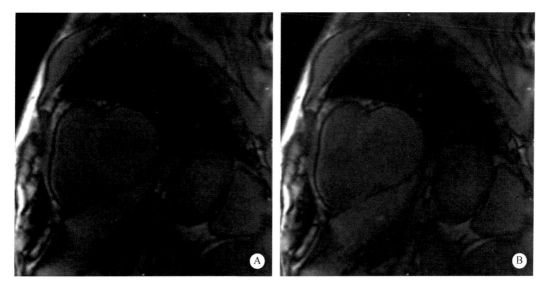

图 3-181 二尖瓣层面 TI5、TI6

A. TI5，为 1925ms；B. TI6，为 2030ms

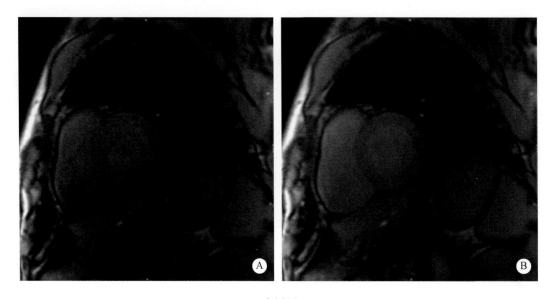

图 3-182　二尖瓣层面 TI7、TI8

A. TI7，为 2820ms；B. TI8，为 3713ms

2）乳头肌层面

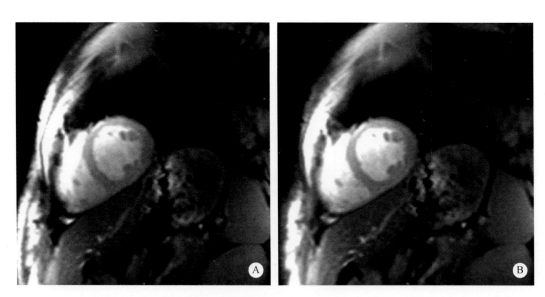

图 3-183　乳头肌层面 TI1、TI2

A. TI1，为 120ms；B. TI2，为 200ms

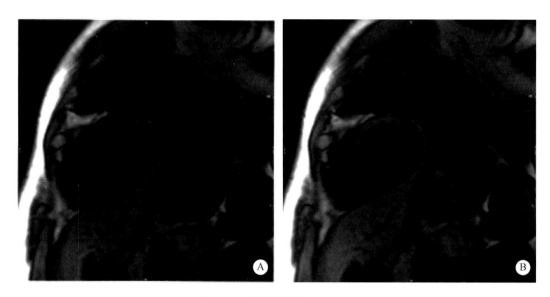

图 3-184 乳头肌层面 TI3、TI4

A. TI3，为 980ms；B. TI4，为 1033ms

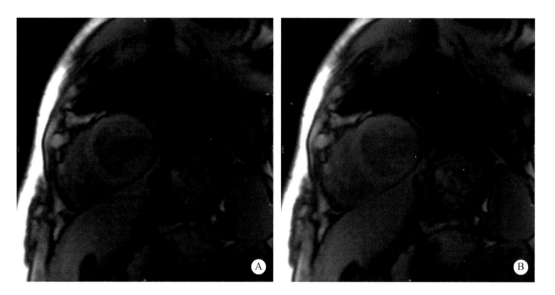

图 3-185 乳头肌层面 TI5、TI6

A. TI5，为 1833ms；B. TI6，为 1888ms

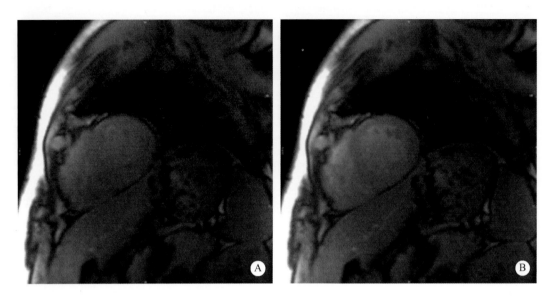

图 3-186 乳头肌层面 TI7、TI8

A. TI7，为 2675ms；B. TI8，为 3513ms

3）心尖层面

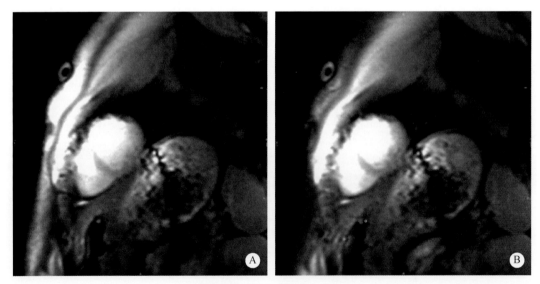

图 3-187 心尖层面 TI1、TI2

A. TI1，为 120ms；B. TI2，为 200ms

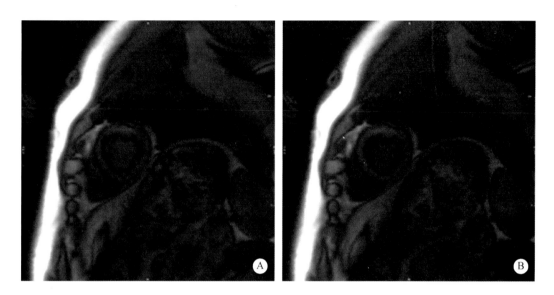

图 3-188 心尖层面 TI3、TI4

A. TI3，为 1000ms；B. TI4，为 1025ms

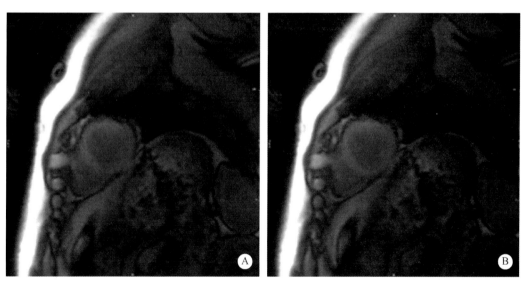

图 3-189 心尖层面 TI5、TI6

A. TI5，为 1857ms；B. TI6，为 1873ms

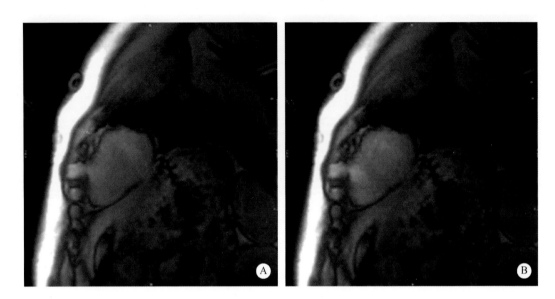

图 3-190　心尖层面 TI7、TI8

A. TI7，为 2710ms；B. TI8，为 3540ms

(2) 未注射对比剂纵向弛豫时间图像

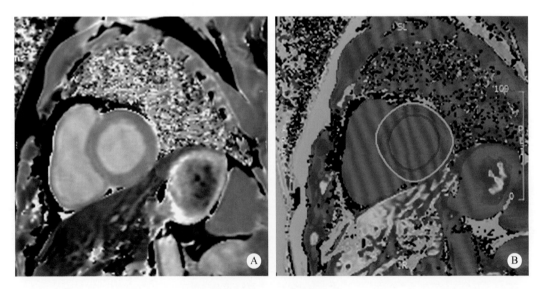

图 3-191　二尖瓣层面

A. 未加伪彩的纵向弛豫时间图像；B. 加了伪彩的纵向弛豫时间图像

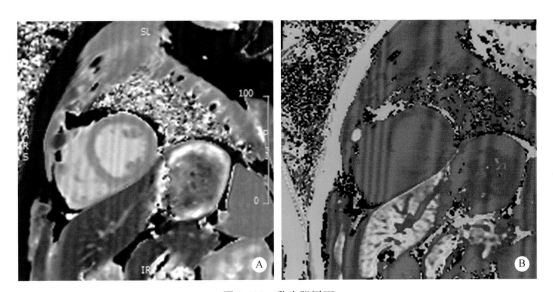

图 3-192　乳头肌层面

A. 未加伪彩的纵向弛豫时间图像；B. 加了伪彩的纵向弛豫时间图像

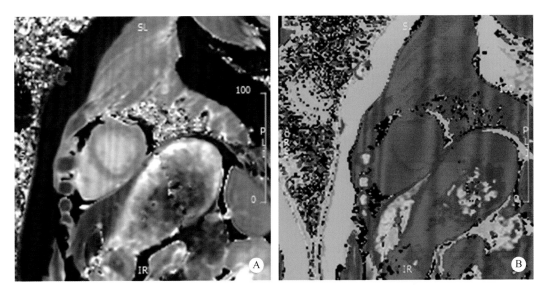

图 3-193　心尖层面

A. 未加伪彩的纵向弛豫时间图像；B. 加了伪彩的纵向弛豫时间图像

10. 横向弛豫时间图技术

（1）横向弛豫加权成像图像

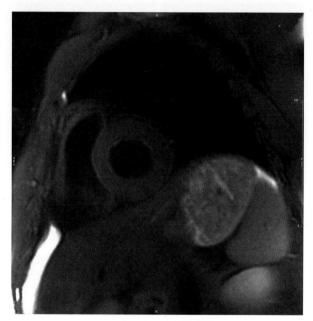

图 3-194　二尖瓣层面

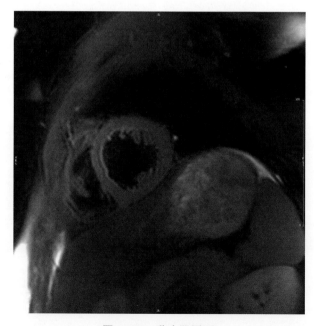

图 3-195　乳头肌层面

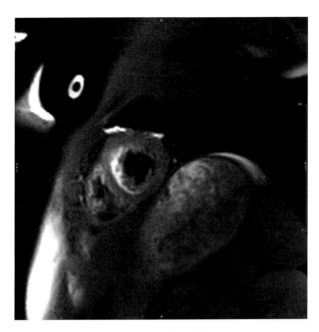

图 3-196 心尖层面

（2）纵向弛豫加权成像图像

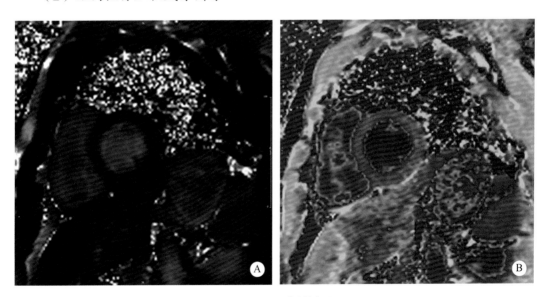

图 3-197 二尖瓣层面

A. 未加伪彩的纵向弛豫时间图像；B. 加了伪彩的纵向弛豫时间图像

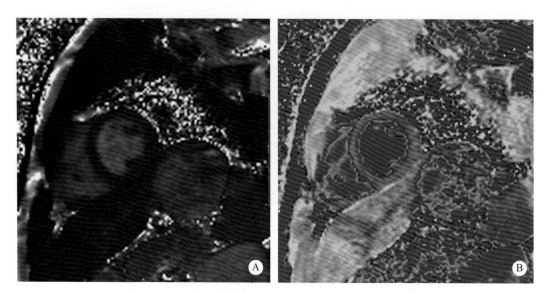

图 3-198　乳头肌层面

A. 未加伪彩的纵向弛豫时间图像；B. 加了伪彩的纵向弛豫时间图像

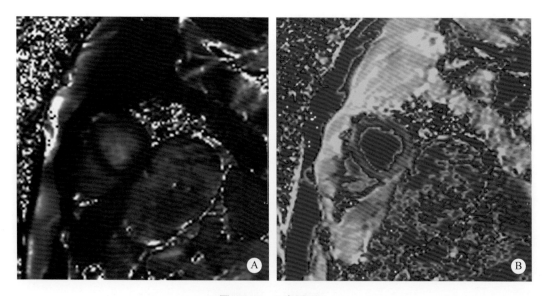

图 3-199　心尖层面

A. 未加伪彩的纵向弛豫时间图像；B. 加了伪彩的纵向弛豫时间图像

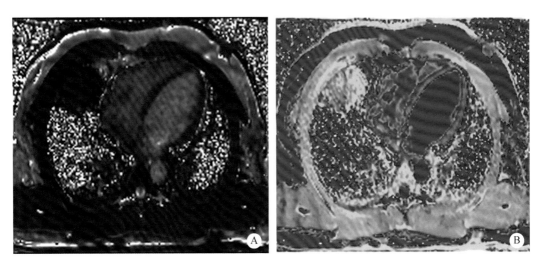

图 3-200 四腔心层面

A. 未加伪彩的纵向弛豫时间图像；B. 加了伪彩的纵向弛豫时间图像

11. 心脏磁共振组织追踪图像

（1）左心室短轴乳头肌层面

整个心动周期的组织追踪图像，共 25 个相位，使用点状追踪标记。

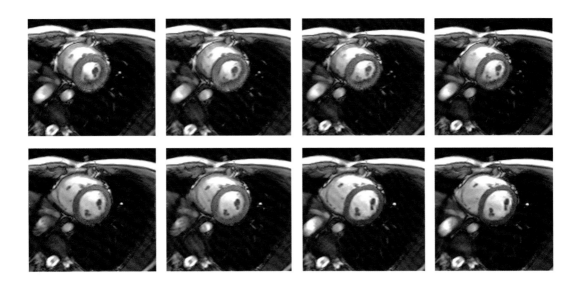

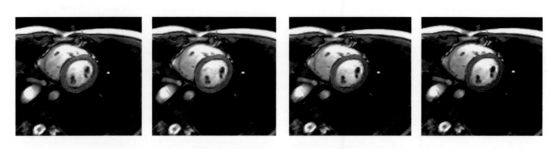

图 3-201　左心室短轴乳头肌层面 1

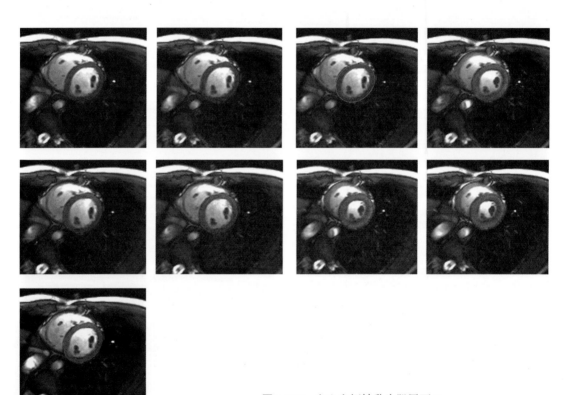

图 3-202　左心室短轴乳头肌层面 2

（2）左心室四腔心层面

整个心动周期的组织追踪图像，共 25 个相位，使用点状追踪标记。

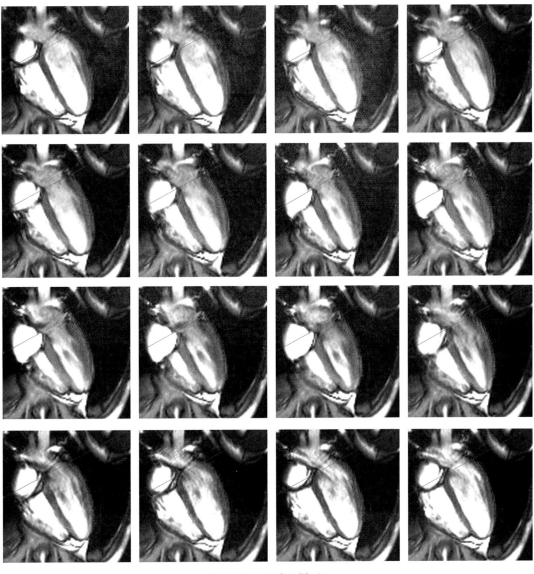

图 3-203　四腔心层面 1

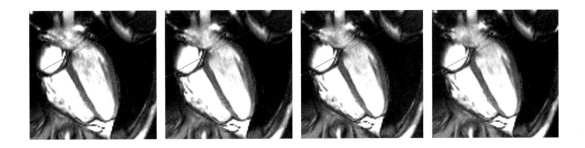

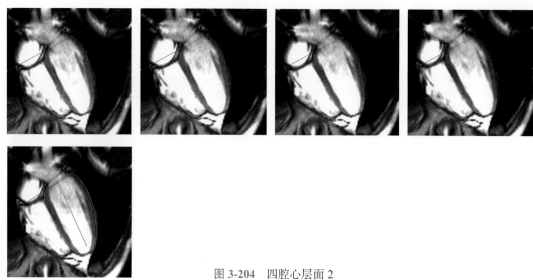

图 3-204   四腔心层面 2

12. 核医学心肌灌注显像

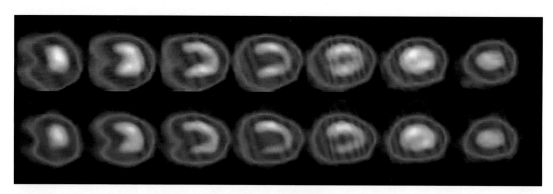

图 3-205   左心室长轴层面

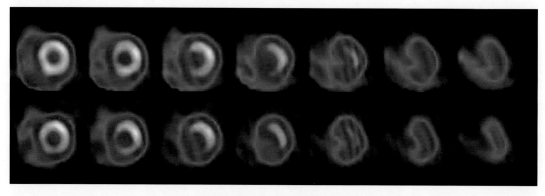

图 3-206   左心室短轴层面

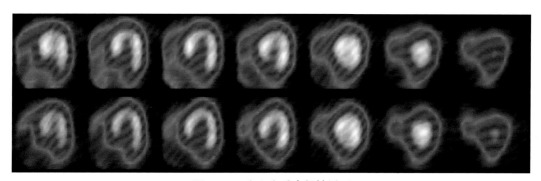

图 3-207 左心室垂直长轴层面